浙派中医

浙派中医丛书
专题系列

U0113990

伤寒学派

编著　陈博　傅睿　竹剑平

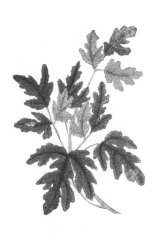

伤寒学派

全国百佳图书出版单位
中国中医药出版社
·北京·

**图书在版编目（CIP）数据**

伤寒学派 / 陈博，傅睿，竹剑平编著 . -- 北京：
中国中医药出版社，2024.6
（《浙派中医丛书》专题系列）
ISBN 978-7-5132-8787-6

Ⅰ.①伤… Ⅱ.①陈… ②傅… ③竹… Ⅲ.①伤寒派
Ⅳ.① R-092

中国国家版本馆 CIP 数据核字 (2024) 第 097839 号

---

**中国中医药出版社出版**

北京经济技术开发区科创十三街 31 号院二区 8 号楼
邮政编码　100176
传真　010-64405721
北京盛通印刷股份有限公司印刷
各地新华书店经销

开本 710×1000　1/16　印张 11.75　字数 167 千字
2024 年 6 月第 1 版　2024 年 6 月第 1 次印刷
书号　ISBN 978 - 7 - 5132 - 8787 - 6

定价　58.00 元
网址　www.cptcm.com

服 务 热 线　010-64405510
购 书 热 线　010-89535836
维 权 打 假　010-64405753

微信服务号　zgzyycbs
微商城网址　https://kdt.im/LIdUGr
官 方 微 博　http://e.weibo.com/cptcm
天猫旗舰店网址　https://zgzyycbs.tmall.com

如有印装质量问题请与本社出版部联系（010-64405510）

# 《浙派中医丛书》组织机构

## 指导委员会

**主任委员** 王仁元 曹启峰 谢国建 朱 炜 肖鲁伟
范永升 柴可群

**副主任委员** 蔡利辉 曾晓飞 胡智明 黄飞华 王晓鸣

**委　　员** 陈良敏 郑名友 程 林 赵桂芝 姜 洋

## 专 家 组

**组　长** 盛增秀 朱建平

**副组长** 肖鲁伟 范永升 连建伟 王晓鸣 刘时觉

**成　员**（以姓氏笔画为序）

王 英 朱德明 竹剑平 江凌圳 沈钦荣
陈永灿 郑 洪 胡 滨

## 项目办公室

**办公室** 浙江省中医药研究院中医文献信息研究所

**主　任** 江凌圳

**副主任** 庄爱文 李晓寅

# 总　序

　　浙江位居我国东南沿海，地灵人杰，人文荟萃，文化底蕴十分深厚，素有"文化之邦"的美誉。就拿中医中药来说，在其发展的历史长河中，历代名家辈出，著述琳琅满目，取得了极其辉煌的成就。

　　由于浙江省地域不同，中医传承脉络有异，从而形成了一批各具特色的医学流派，使中医学术呈现出百花齐放、百家争鸣的繁荣景象。其中丹溪学派、温补学派、钱塘医派、永嘉医派、绍派伤寒等最负盛名，影响遍及海内外。临床各科更是异彩纷呈，涌现出诸多颇具名望的专科流派，如宁波宋氏妇科和董氏儿科、湖州凌氏针灸、武康姚氏世医、桐乡陈木扇女科、萧山竹林寺女科、绍兴三六九伤科，等等，至今仍为当地百姓的健康保驾护航，厥功甚伟。

　　值得一提的是，古往今来，浙江省中医药界还出现了为数众多的知名品牌，如著名道地药材"浙八味"，名老药店"胡庆余堂"等，更是名驰遐迩，誉享全国。由是观之，这些宝贵的学术流派和中医药财富，很值得传承与弘扬。

　　有鉴于此，浙江省中医药学会为发扬光大浙江省中医药学术流派精华，凝练浙江中医药学术流派的区域特点和学术内涵，由对浙江中医药学术流派有深入研究的浙江中医药大学原校长范永升教授亲自领衔，凝心聚力，集思广益，最终打出了"浙派中医"这面能代表浙江省中医药特色、优势和成就的大旗。此举，得到了浙江省委省政府、浙江省卫生健康委员会和浙江省中医药管理局的热情鼓励和大力支持。

《中共浙江省委 浙江省人民政府 关于促进中医药传承创新发展的实施意见》提出要"打造'浙派中医'文化品牌，实施'浙派中医'传承创新工程，深入开展中医药文化推进行动计划。加强中医药传统文献研究，编撰'浙派中医'系列丛书"。浙江省中医药学会先后在省内各地多次举办有关"浙派中医"的巡讲和培训等学术活动，气氛热烈，形势喜人。

浙江省中医药研究院中医文献信息研究所为贯彻习近平总书记关于中医药工作的重要论述精神和《中共浙江省委 浙江省人民政府 关于促进中医药传承创新发展的实施意见》，结合该所的专业特长，组织省内有关单位和人员，主动申报并承担了浙江省中医药科技计划"《浙派中医》系列研究丛书编撰工程"，省中医药管理局将其列入中医药现代化专项。在课题实施过程中，项目组人员不辞辛劳，在广搜文献、深入调研的基础上，按《浙派中医丛书》编写计划，分原著系列、专题系列、品牌系列三大板块，殚心竭力地进行编撰出版，我感到非常欣慰。

我生在浙江，长在浙江，在浙江从事中医药事业已经五十余年，虽然年近九秩，但是继承发扬中医药的初心不改。我十分感谢为编写《浙派中医丛书》付出辛勤劳作的同志们。专著的陆续出版，必将为我省医学史的研究增添浓重一笔；必将会对我省乃至全国中医药学术流派的传承和创新起到促进作用。我更期望我省中医人努力奋斗，砥砺前行，将"浙派中医"的整理研究工作做得更好，把这张"金名片"擦得更亮，为建设浙江中医药强省做出更大的贡献。

葛琳仪

写于辛丑年孟春

注：葛琳仪，国医大师、浙江中医学院原院长

# 前　言

"浙派中医"是浙江省中医学术流派的概称,是浙江省中医药学术的一张熠熠生辉的"金名片"。近年来,在上级主管部门的支持下,浙江省中医界正在开展规模宏大的浙派中医的传承和弘扬工作,根据浙江省卫生健康委员会、浙江省文化和旅游厅、浙江省中医药管理局印发的《浙江省中医药文化推进行动计划》(2019—2025年)的通知精神,特别是主要任务中打造"浙派中医"文化品牌——编撰中医药文化丛书,梳理浙江中医药发展源流与脉络,整理医学文献古籍,出版浙江中医药文化、"浙派中医"历代文献精华、名医学术精华、流派世家研究精华、"浙产名药"博览等丛书,全面展现浙江中医药学术与文化成就。根据这一任务,2019年浙江省中医药研究院中医文献信息研究所策划了《浙派中医丛书》(原著、专题、品牌系列)编撰工程,总体计划出书60种,得到浙江省中医药现代化专项的支持,立项(项目编号2020ZX002)启动。

《浙派中医丛书》原著系列指对"浙派中医"历代文献精华,特别是重要的代表性古籍,按照中华中医药学会2012年版《中医古籍整理规范》进行整理研究,包括作者和成书考证、版本调研、原文标点、注释、校勘、学术思想研究等,形成传世、通行点校本,陆续出版,尤其是对从未整理过的善本、孤本进行影印出版,以期进一步整理研究;专题系列指对"浙派中医"的学派、医派、中医专科流派等进行系统介绍,深入挖掘其临床经验和学术思想,切实地做好文献为临床服务；品牌系列指将名医杨继洲、朱丹溪，名店胡庆余堂，名药"浙八味"等在浙江地域甚至国内外享有较高知名度的人、物进行整理研究编纂成书，突出文化内涵和打造文化品牌。

《浙派中医丛书》从 2020 年启动以来，得到了浙江省人民政府、浙江省卫生健康委员会、浙江省中医药管理局的大力支持，得到了浙江省内和国内对浙派中医有长期研究的文献整理研究人员的积极参与，涉及单位逾十家，作者上百位，大家有一个共同的心愿，就是要把"浙派中医"这张"金名片"擦得更亮，进一步提高浙江中医药大省在海内外的知名度和影响力。

2020 年至今，我们经历了新冠肺炎疫情，版本调研多次受阻，线下会议多次受影响，专家意见反复碰撞，尽管任务艰巨，但我们始终满怀信心，在反复沟通中摸索，在不断摸索中积累，继原著系列第一辑刊印出版后，原著系列第二辑、专题系列、品牌系列也陆续交稿，使《浙派中医丛书》三个系列均有代表著作问世。

还需要说明的是，本丛书专题系列由于各学术流派内容和特色有所不同，品牌系列亦存在类似情况，本着实事求是的原则，各书的体例不强求统一，酌情而定。

科学有险阻，苦战能过关。只要我们艰苦奋斗，协作攻关，《浙派中医丛书》的编撰工程，一定能胜利完成，殷切期望读者多提宝贵意见和建议，使我们将这项功在当代，利在千秋的大事做得更强更好。

《浙派中医丛书》编委会
2022 年 4 月

# 编写说明

　　"伤寒学派"是以研究或阐发张仲景《伤寒论》的辨证论治、理法方药为主要课题的众多医家形成的一大医学流派，在中医学中占有十分重要的地位。

　　浙江"伤寒学派"是指在浙江地域范围内研究仲景《伤寒论》六经辨证体系理法方药的学术流派，始于宋代朱肱，形成发展于明清时期，是"浙派中医"的重要组成部分。

　　本书论述了浙江"伤寒学派"形成背景、传承发展和学术特色，并详细介绍了浙江"伤寒学派"十位代表性医家，按生平简介、主要著作、学术观点与诊治经验、代表性方剂、原文选释、医案选按等进行阐述，根据各医家的具体情况，论述因人而异，不拘一格，书末总结学术贡献及对后世影响。对浙江"伤寒学派"有影响的部分医家，因在《浙派中医丛书》其他分册已有专题介绍，如清代张志聪毕生研究《伤寒论》，三次撰写相关专著，因其生平、学术成就已在《钱塘医派》分册中详细论述，故在本书不再介绍。

　　本书的编写力求选材精当、重点突出、研讨深刻和切合实用，尤其注重各医家在理法方药上的创新之处，并结合编者的学习心得和临证体会，着力予以阐发，体现出继承中有发扬、整理中见提高。此外，由于各医家生活年代和地域各不相同，因此对于书中同一药物的称谓不甚统一，为保存古籍原貌，不便用现代规范的药名律齐。药物剂量悉宗原文，对古剂量读者可根据古今度量衡标准予以换算。

对古医籍中有些药物如犀角、金汁等早已禁用或不用，临床应用时可灵活变通。限于编者水平有限，书中错误和不足之处，敬请同道指正。

编者

2024 年 5 月

# 目 录

# 概　述

《伤寒论》为东汉末年张仲景所撰写的一部专论外感热病六经辨证的中医经典名著。历代医家对《伤寒论》的探讨研究极多，并进行了大量的医疗临床实践，形成了以研究或阐发《伤寒论》辨证论治、理法方药为主要课题的医学流派，即"伤寒学派"，影响深远。浙江在南宋时期已成为全国政治、经济和文化中心，尤其是明清时期，经济兴旺发达，文化氛围浓厚，大批儒生加入医家队伍之中，随着医家自身素质的提高，涌现出一批以研究《伤寒论》为主的医家。浙江医家对《伤寒论》进行探讨研究最早始于宋代，他们遵循古训，沿用古方，从临床实践出发，逐步形成了颇具特色的浙江"伤寒学派"，其代表人物有北宋的朱肱，明代的陶华，清代的张志聪、柯琴、徐彬、高学山、吕震名、沈明宗及沈又彭，现代的章太炎、范文甫、王邈达等。

## 一、形成背景

浙江位于东南沿海、长江三角洲南翼，山川俊秀，土地肥沃，季风显著，四季分明，气候温和，光照较多，雨量丰沛，空气湿润，药产丰富，素有"东南植物宝库"之称。浙江历史悠久，文化灿烂，是中华文明的发源地之一；浙江经济发达，也是"鱼米之乡"，自古以来，英才辈出，交通便捷，堪称人杰地灵，乃著名的"文化之邦"，孕育了许多卓越的人物，在中医药领域中也涌现出不少人才，为我国的医药业发展作出了很大贡献。据考，浙江医药历史最早可追溯到"河姆渡文化"（余姚河姆渡遗址发现具有针刺、放脓、放血、放水、挑刺作用的骨锥、骨簇、管状针以及芡实等中药化石），至今已有七千多年历史。秦汉以降，随着北方地区人口大量南移，浙江逐渐繁荣，其间浙江籍中医药人才辈出，中医药事业成绩斐然。尤其是南宋定都临安（今杭州市）以后，浙江经济空前繁荣，苏轼（东坡）曾赞曰："两浙之富，国用所恃。"繁盛的社会经济支持了文化的发展，文人荟萃，涌现出大量儒医，提高了医药研究者的基础文化水平。如浙江研究《伤寒论》第一人朱肱，进士出身，曾官拜奉议郎，著《南阳活人书》专门研究《伤寒论》。明清时期，浙江各种伤寒病流行，直接促进了"伤寒学派"的发展，正是在防治疾病的临床实践中，浙江涌现出一些具有全国知名度的《伤寒论》研究医家，如陶华、张志聪、柯琴、徐彬等。至近代随着"西学东渐"，中西医学得以在浙江交相辉映，使得浙江医家也开始重视尝试"中西汇通"研究《伤寒论》，如章太炎明确提出"融会中西，更造新医"，力图维护中医尊严。正是在浙江这块土地上，伴随着历史的发展长河，逐步形成了浙江"伤寒学派"。

## 二、传承发展

浙江医家对《伤寒论》进行探讨研究始于宋代，研究《伤寒论》第一人为吴兴的朱肱（1050—1125），他潜心研读《伤寒论》，提问析疑，于大观二年（1108）著成《无求子伤寒百问》（简称《伤寒百问》）；政和元年（1111）复经修补，增为二十卷，并更名为《南阳活人书》，又名《类证活人书》。朱氏首倡以经络论六经方证，提出"因名识病，因病识证"，强调脉证合参以辨病性，对仲景学术颇多发挥，是《伤寒论》研究早期较有影响的医家之一。宋代宁海县人罗适（字正之），曾任桐城县尉，当时乡民惑于巫术，多不信医药，罗适施药以济病者，服者多愈，后其又召医者参校医书，编《伤寒救俗方》，由绍兴间（1131—1162）王世臣序而刊之，惜今亡佚。宋代四明王作肃（自号诚庵野人），业儒而旁通医理，曾以朱肱的《南阳活人书》为蓝本，博取前辈诸书数十家，手自编纂，参入各条之下，辑《增释南阳活人书》刊于世。

南宋时期，由于宋室南渡，迁都临安，大批北方人口涌入浙江，其中以贵族、官僚士大夫、知识分子、工商业者和医者为主，其所带来的中原文化以及医学知识带动了浙江经济的繁荣，浙江的伤寒学派也有很大的发展。如何滋，乾道间（1165—1173）任保安大夫，曾为孝宗及皇太子诊疾。他研究《伤寒论》，凡病症之疑似，阴阳之差殊，悉为之阐释，久之积三十余条，编成《伤寒辨疑》（已佚）。

至元代，有福州人敖继翁（字君寿），寓居湖州，对《伤寒论》多有研究，他认为此书原有"辨舌法"，大多散失不传，后依据仲景之论"验舌法"十二条，著成《金镜录》藏于家，后经杜本（号清碧）复增补二十四条，配以简图，命名为《敖氏伤寒金镜录》，刊刻于至正元年（1341），为现存最早的舌诊专著。元代医家滑寿（约1304—1386，字伯仁，晚号撄宁生），襄城人，后迁仪真，又迁余姚，其不仅精通《素问》《难经》，而且融通张仲景、刘守真、李东垣三家学说，深有造诣，著有《读伤寒论抄》等多种医书。

元末明初，鄞县吕复（字元膺，晚号沧州翁），少贫因母病而攻岐黄，尽购古今医书，日夜研究，穷其阃奥，著有《长沙伤寒十释》（已佚），内有其对张仲景的评骘。元末钱塘人吴恕（字如心，号蒙斋），家道贫寒，售风药于市，因治愈采风使之风疾而医名大振，征至京师，授太医院御医。其于《伤寒论》素有深研，对朱氏《活人书》进行阐述，深入浅出，通俗易懂，著成《伤寒活人指掌图》，其徒熊宗立又续编增补，更名《类编伤寒活人书括指掌图论》。金华府人赵道震（字处仁），早年习医，《黄帝内经》（简称《内经》）以后的诸书，无不精究，后受学于名医朱震亨，明洪武二十二年（1389）迁居安徽定远县，永乐四年（1406）奉诏修撰《永乐大典》"运气书"，著有《伤寒类证》（今未见）。

明清时期，随着浙江文化、经济的蓬勃发展，浙江的伤寒学派也发展到了新的高峰，涌现出众多研究《伤寒论》的学人及著作。

明代，新登县方喆（号复斋），著有《注解伤寒论》四卷（已佚）。仁和县皇甫中（字云洲），世为儒医，著有《明医指掌图》十卷，刊于世；后此书经邵达订补，易名《订补明医指掌》重新刊行。据《四库全书总目提要》载，皇甫中还著有《伤寒指掌》十四卷，亦有刊本行世，今未见。青田县陈定（字以静）著有《伤寒钤领》（已佚）。慈溪县人秦东旸（字君寅），庠生，仕至儒官，著《伤寒烛途》（已佚）。仁和县诸余龄，精医学，制方不泥于古法，晚年隐居灵鹫山，与徐镗诸名医结"天医社"，有《诸注伤寒论》若干卷，藏于家。钱塘人吴绥，曾任太医院院判，于明弘治十八年（1505）著《伤寒蕴要全书》（又称《伤寒蕴奥》《伤寒蕴要图说》）四卷。仁和县潘楫（字硕甫），因兄病而从母命习医，著《医灯续焰》行于世，尚有《伤寒大旨》，未见梓行。吴兴南浔镇许兆祯（字培元，号吴兴山人），初习举业后习医术，著有《伤寒解惑》（已佚）。浦江县人傅子凤（字岐山），因母病延医不效，取仲景《伤寒论》诸书，夙夜精思，依方疗亲。越四年，母愈，技亦有成，遂以医问业，诊病如见脏腑，治则获效，远近闻名。明代仁和县人彭浩（字养浩），精于医术，素性简傲，不为浙人所礼，钱塘府尹张某延请至京，医名大振，著有《伤寒秘用》（一作《伤寒秘问》）等书（皆佚）。会稽县胡朝臣（字敬所），曾任奉政大夫通政使司右参议，留心医学，编有《伤寒类编》七卷，刊于嘉靖甲子（1564）。海盐县姚能（字懋良，号静山），精于医理，著有《伤寒家秘心法》等书（皆佚）。海盐县人张翰，名医张晖之子，善治伤寒证，有感寒疾者，常一服而愈，时称"张一帖"。会稽县人孟凤来（字瑞林），业医，性行廉介，义不苟取，为世人所称，万历间（1573—1619）授太医院医官，年八十岁，县令张央以"壶天逸叟"四字赠之，著有《治伤寒》等书，未见流传。绍兴府人史阌然（字百弢），著《伤寒论注》十四卷（已佚）。余杭陶华（字尚文，号节庵），史称其治病有奇效，治伤寒一服即愈，名动一时，著有《伤寒六书》六卷、《伤寒十书》十卷（现存《伤寒治例点点金》《伤寒治例直指方》《伤寒治例标本》《伤寒治例段段锦》）。陶氏所著，受朱肱影响较大，在治法、分证等方面，有所发展，但前人对其论说褒贬不一。会稽县人朱映璧，尝订正托名陶华《伤寒全生集》四卷，刊刻于世。

　　清代，归安县人徐行（字周道，号还园），早年习儒，为明末诸生，明亡而弃举子业，偕同志讲求学问，尝思范文正公"不为良相则为良医"之语，遂究习岐黄家言，著有《伤寒遥问》十五卷、《伤寒论遥问》三卷、《伤寒续方遥问》一卷，未见流传。海盐县人石楷（字临初）邑名医石涵玉之子，早年习儒，为邑诸生，益精先业，尝北游都下，名动公卿，有《伤寒五法》等书，行于世（今未见）。钱塘吕震名（字建勋，号茶村），祖籍安徽，后迁入杭州，少时习儒，道光五年（1825）举人，曾任直隶州同、荆门州判，编撰有《伤寒寻源》三集刊行。仁和陆圻（字丽京，一字景宣，号讲山），自少聪颖，读书过目不忘，素负盛名，与弟堦、培都以文章经世自任，为西泠十子之冠。明亡后，绝意功名，行医卖药于江浙间，颇著奇效，著有《伤寒捷书》二卷（已佚）。杭州林澜（字观子），好星相、堪舆之学，兼通医理，著有《伤寒折衷》二十卷，成书于清康熙十四年（1675），刊刻于世，今存。钱塘卢之颐（字子繇，号晋公，自称芦中人），其父卢复精医学，之颐承其业，并受命完成父著《本草纲目博议》，后著《本草乘雅半偈》、《仲景伤寒论疏钞金錍》（又称《伤寒金錍疏钞》）、《金匮疏论》、《学古诊则》、《痎疟论疏》等。钱塘张遂辰（字卿子，号相期），祖籍江西，迁居钱塘，早年体弱多病，遂日检方书，医术渐精，恒多效验；其至晚年，以擅治伤寒而名倾海内，著有《张卿子伤寒论》七卷。张志聪（字隐庵），祖籍河南，仲景四十三代裔孙，其十一世祖游宦钱塘，遂卜居湖上为杭州人，其生于明万历三十八年（1610），卒于清康熙三十四年（1695），受业于张卿子门下，又得名医卢之颐的教益，著有《伤寒论宗印》八卷、《伤寒论集注》六卷（此书系高世栻重订、付梓）等。钱塘张锡驹（字令韶），学有家传，并拜入名医张卿子门下，张卿子故后又从师兄张志聪钻研伤寒，学乃大进，治疑难重症，药到病除，非时医所能及，撰《伤寒论直解》六卷，刊于康熙五十一年（1712）。仁和县人倪涑龙（字冲之），倪朱谟之子，继承家学，亦精医术，著有《伤寒汇言》（今未见），又尝与高世栻等参订张志聪《素问集注》一书。盐官县人朱洵（字山音，号我闻，又号耐园），郡庠生，旁通医理，著有《伤寒析义》，今未见。慈溪柯琴（字韵伯），矢志于岐黄之学，深入研究《伤寒论》，康熙八年（1669）著《伤寒论注》四卷，康熙十三年（1674）又著《伤寒论翼》二卷，及著《伤寒附翼》二卷，后合而汇为《伤寒来苏集》。嘉兴岳昌源（字鲁山，号泗庵），康熙时（1662—1722）寓居归安县菱湖，精医术，著有《伤寒六经论》二卷等，未见流传。秀水县姚鉴（字镜侯），学医于岳父朱声雷，著有《伤寒合璧》二卷，未见刊行。桐乡县人钱煌（字晓城），精于医理，对《伤寒论》有研究，著有《医学辨谬》，于历代所传《伤寒论》之真伪及医家源流均有考究，惜未梓。嘉兴人徐彬（字忠可），受业于江西喻昌，对仲景学说颇有研究，于康熙六年（1667）刊《伤寒一百十三方发明》一卷，推崇《尚论篇》之分析，而补其论方之不足。另有《伤寒图论》一卷、《伤寒抉疑》一卷遗世。宣平县俞士熙（号静斋），邑庠生，读书明经，兼善医术，著有《伤寒易知录》一书，今未见。天台县人金起诏（字公选，号逸圃），以医术知名，著有《伤寒辨证》四卷，未见梓行。会稽高学山（字汉峙），少业儒，精岐黄，尝于读书时，觉喻昌之《尚论篇》，条文中较多似是而非处，为辨清似是之处，乃著《伤寒尚论辨似》四卷。苏州钱士清（字耕山，自号耕道人），侨居嘉善县魏里，博览群书，精于医术，留心内养之法，著有《伤寒合璧》一书，未见刊行。仁和县郑家学（字伯埙，号澄园），弱冠患瘵疾，遂研究医学，聚书甚多，遇疫疠流行，则施药诊治，颇效，著有《伤寒辨证诀微》四卷，均未见刊行。嘉善县魏塘镇韩焕（字复岐），自少习医，精其术，活人无算，太守佟某旌其室曰：全生堂。晚年取仲景《伤寒论》详加注释，未竟而卒，其孙韩镗（字楚白），承继祖业，以医知名三十年，与名医沈又彭高弟奚振鳌相友善，常往复参究医理，二人合力，续成韩焕未完遗稿《伤寒论注释》（今未见）。山阴县人胡宪丰（字骏宁），尝与会稽县人车宗辂（字质中）共撰《伤寒第一书》四卷，刊于乾隆庚子（1780），今存。山阴县人陈良佐（字三锡），曾与杨璿一起编撰《伤寒辨摘要》，乾隆四十九年（1784）刊刻于世。会稽俞根初（名肇源），擅伤寒专科，著有《通俗伤寒论》，其乃为绍派伤寒的创始人。钱塘县人顾行（字敏之），著有《伤寒心印》一卷、《治瘄全书》二卷、《痘疹金镜重磨》三卷，均佚。

檇李沈明宗（字目南，又名明生），康乾间名医，擅治时病，从实践中体会"燥"邪当分温、凉，故其治病恒多验，治"伤寒"学，推崇方有执、喻嘉言等，于康熙三十二年（1693）著《伤寒六经辨证治法》八卷。湖州人费涵（字养庄），庠生，弃儒业医，悬壶于湖州，与莫枚士相友善，著有《批正伤寒论》一书，今未见。嘉善县钱谅臣（字逸宣），生平未详，撰有《伤寒论晰疑》四卷，刊于嘉庆二十一年（1816），今存嘉庆丙子（1816）白鹿山房校印本。兰溪县徐大振（字金声，号成斋），家世业医，父徐武英、兄徐有光皆有医名，大振素习医术，尤神悟医理，施治多奇效，著有《伤寒辨误》一书，未见流传。仁和吴嗣昌（字懋先），世业医，后瘗居河渚，时当明清鼎革之际，大疫流行，活人无数，著有《伤寒正宗》《医学慧业》《医林新编》等（均佚）。嘉善县人沈又彭（字尧封），早年科场不遂，三次名落孙山，弃儒从医，十载不窥园，终于成为良医，生前著述颇多，计有《医经读》《伤寒论读》《女科辑要》诸书，其中《伤寒论读》一书，"数十易稿"，直至垂暮之年方始定稿。象山县人赖积忠，农家子，二十岁奋力于学，入邑庠，后精研《伤寒论》诸书，深悟脉理，诊病常一帖即愈，故世称"赖一帖"，著有《伤寒余义》，未见刊行。海宁州朱檠（字魏成，号云樵），任永清知县五年，以病辞归，早素善病，久病成医，活人甚众，年六十四岁卒，著有《伤寒余语》等书，未见刊行。山阴县人何百钧（字公权，又字蔚岩），岁贡生，以家贫依其姑于诸暨，自少好学而性愚钝，苦读多年始悟，于经史外，泛览群书，尤留意医学，精于伤寒、脉诀、本草、痘证，著有《伤寒论注》一卷，未见刊行。鄞县人许宋珏（字式如，号长吟子），精于医理，以医问世，治病应手奏效，尝谓：注张仲景《伤寒论》者几百家，惟成无己为最古，得其旨，间有纰缪，以王叔和《伤寒论》注误之也。于是积二十年之力，著《伤寒论全书本义》，已佚。余姚县劳梦鲤（字肯之，号素轩），郡增贡生，善隶书，兼精医术，遇危证，诸医束手，梦鲤立案疏方，无不奇中，嘉庆二十二年（1817）痧疫流行，梦鲤出秘方，广为传布，又施诊于保心局，全活甚众，著《伤寒集成》等书，今未见。嘉善屠人杰（字俊夫），博学强记，善于撷取众家之长，著《伤寒经解》十卷。西安县人徐养士（字士谔），家贫，其父久病愈，遂潜究仲景脉法，三年而业精，里中一小儿病危殆，六脉俱绝，群医束手。养士切之曰：脉虽绝而脏真未败，可一药而愈。果如所言，其所治类此者甚多，名噪一郡，延请者踵相接，著有《伤寒分汇》十二卷，大学士王杰、温州郡守邵齐然为之作序，今未见。嘉兴张锡（字百朋，号复哉），国学生，幼颖异，父母早亡，及长肆力于医学，精其术，乾隆辛卯（1771）夏，武源、当湖流行滞下疾，锡治之，全活甚众，著有《伤寒论质疑》，未见刊行。湖州南浔镇邵浚（字昼人），生平未详，著有《伤寒心得》一书，未见刊行。海宁人蒋念恃（字竹卿），邑名医蒋开之子，精医术，性仁善，著有《仲景伤寒论注》，未见流传。鄞县林志逊，以医术知名，著有《伤寒汲古一得》，未见流传。太平县人方圣德（字国望），精岐黄术，尤善伤寒，治奇疾随手奏效，著有《仲景伤寒补遗》，未见刊行。山阴县人叶葩（字正叔），守备叶仕道之子，自少业儒，精于医术，编有《伤寒数编辑注》，未见流传。归安人吴贞（字坤安），少多疾病，遂究心于医，上自《灵枢》《素问》，下迄金元明清诸家医书，无不悉心研求，行医三十年，对诊治外感病颇有心得，于1796年著成《伤寒指掌》一书，共四卷。吴氏创立"六经自感说"以补《伤寒论》三阴表证之未逮；主张综合六经辨证、卫气营血辨证和三焦辨证来辨治外感热病；并详细描述了外感热病的舌象变化，对后世外感病治疗影响广泛。湖州南浔镇人邵芝生（字仙根）监生，精于医术，屡起危疾，著有《伤寒指掌评注》等书，后经何廉臣重订，刊于世。庆元县人陈于公，洋里人，少业儒，后习医，凡生死寿，一经切脉，言无不验。康熙五十六年，邑宰王开泰以翰林左迁，颇知医道，误自下药，病转剧。召公切脉，公曰无能为也。夫人闻知，脱簪以求治，公却之曰：病无生理，何用此为？夫人曰：然则如何？公曰：尚有七日，可速料理诸务。王闻之叹曰：真良医也，虽京师医院无此人也。如期果终，其著有《伤寒辨论》等书，惜未刊行。鄞县人许宋珏（字式如），精于医，积二十年著成《伤寒论全书本义》十三卷。瑞安人唐黼墀（字叔玉），陶山山下人，著有《缘督子伤寒论述注》，今未见。嘉善县人丁元启（字令舆），丁清惠六世孙，自幼习儒，弱冠补弟子员，兼精医术，治病多良效，著有《伤寒析疑》等书，因膝下无子，其稿为吴门习医者所得，依其法治疾，均获盛名。嘉兴府人卜祖学，生平未详，著《伤寒脉诀》，未见刊行。嘉兴府人毛凤翔（字贞所），善按脉，识病原，尤精于伤寒，能立解危证，年二十岁即以医知名，九十九岁卒，行医八十年，活人无算。海宁州人朱雍模（字皋亭，号三农，又号南庐），善画山水，乾隆十九年（1754）寿九十六岁，犹点染不倦，兼通医术，著有《伤寒集注》等医书，未见梓行。乌程县闵光瑜（字蕴儒，号韵如），精医术，尤擅治痘疹，有起死回生之誉，著有《伤寒明理论》，未见流传。山阴县任越安（一作越庵），以医济世，凡遇奇证应手霍然，知名乡里，尝改编柯琴《伤寒论翼》，辑《伤寒法祖》二卷，今存，收入《珍本医书集成》。萧山县人韩鹏（字凤楼），性好医学，幼年入塾时即喜窥轩岐之书，为诸生后益专力于医，技艺日精，声名日噪，求治者无不应手而愈，著有《仲景伤寒论疏》四卷、《察舌刍言》一卷，藏于家。山阴县人刘大化，生平未详，据曹乐《医学读书志》载：大化尝著《陶氏全生集评》一书，坊贾窜入伪序，藉名医叶桂之名以求速售。鄞县人应诗洽（字在阳，号莲桥），家贫，其父授以医药、农圃诸业，乡居苦盗，于是兼习击刺骑射，成武生，试于行省，各艺俱绝，因舞刀惊典试官，被斥，后专意于医，以幼科知名，著有《伤寒论读》若干卷，未见流传。归安县莫文泉（字枚士），同治九年（1870）中举人，后两次试于礼部不第，乃潜心于医学，致力于古医籍校疏，著有《研经言》《神农本草经校注》《经方例释》等，其中《经方例释》成书于清光绪十年（1884），对仲景方的组方特点与规律逐一解释。永嘉县人徐定超（字班侯），光绪二年（1876）乡试中举人，光绪九年中进士，徐氏学贯中西，尤其精于医学，曾受聘为医员，日诊数百人，救人无数。"戊戌变法"失败后，他大量阅读历代医学经典及名家流派著作，于医学上颇有造诣，在北京医界名噪一时，被京师施药局聘为医员。他根据我国和日本的中医名著，以及自己的临床实践，撰写了《伤寒论讲义》等，初刊于清光绪二十二年（1896），不分卷。

延至近现代，随着西方医学的引入及新文化运动的兴起，对《伤寒论》的研究又出现了一股用科学方法来研究的新潮，在浙江涌现出许多名家。如余杭县人章太炎（1869—1936，原名学乘，字枚叔，后易名为炳麟，号太炎），学问博大精深，又精通医学，曾发表许多有关伤寒六经病证、从伤寒论温病之治、中西医结合论伤寒杂病、古今用药权量、《伤寒杂病论》评议，在《伤寒论》方面有独到见解，在近代中医史上占有重要的地位。义乌县黄山人陈无咎（1884—1948，名淳白，号无垢居士），其自小聪明好学，宣统元年（1909）以浙江省试一等第四名的优良成绩，进入浙江两级师范学堂研读法科。高师毕业后师从东阳周庠、永嘉徐定超习医，并运用生理解剖诸原理，解释《内经》《难经》《伤寒论》等典籍。他将其一生医学钻研心得及治病实验、教育经验写成百余万言的《黄溪医垒》丛书5辑，其中第五辑为《伤寒论蜕》。绍兴人何炳元（1860—1929，字廉臣，号印岩，晚号越中老朽），师从名医樊开周，兼考明清各家学说，曾任绍兴医学会会长、神州医药会绍兴分会评议长等，著《增订通俗伤寒论》等多种医籍。鄞县人范文虎（1870—1936，名赓治，字文甫），初从其父范邦周学习疡伤外科，游学扬州时，曾得高僧指点，授以经方。范学医博采众长，对张仲景《伤寒论》尤为推重，曾开设医寓40年，受业者50余人，多有成名医者。著有《澄清堂医存》十二卷，惜毁于火。内多有经方实践医案。湖州市人宋鞠舫（1893—1980，名汝桢，别号赋梅花馆主人）。毕业于湖州府中学堂，师承名医傅耜颖先生，曾任吴兴中医公会主任、《吴兴医药杂志》主编等职，精于内科疾病诊治，1962年评为省著名中医师，著作有《伤寒卒病论简注》六卷，以赵开美宋本《伤寒论》为范，删去辨脉法、平脉法、伤寒例、痉湿暍病、阴阳易、差后劳复病及诸可诸不可篇。开首有李之赞、宋科海、吴演生、陈心符等序及著者自序，卷一至卷三为辨太阳病脉证并治，卷四为辨阳明病脉证并治、辨少阳病脉证并治，卷五为辨太阴病脉证并治、辨少阴病脉证并治，卷六为辨厥阴病脉证并治、辨霍乱病脉证并治。注文简明通俗，并引古人注释，凡原文中文字与《金匮玉函经》《脉经》《千金要方》《外台秘要》等不同者，均附备考。所载方剂仅存药物，无剂量及煎服法。原条文号码也重新编次。绍兴人胡宝书（1869—1933，名玉涵，又名治安），为绍派伤寒杰出代表，七岁起即随祖父、父亲学医，年未及冠已能代为应诊，精研医经及诸家之说，推崇仲景、叶、薛、吴、王、雷等温病大家，毕生致力时病研治。其认为"南方无真伤寒，多系湿热，而吾绍地处卑湿，纯粹之湿热亦少见，多类湿邪为患"，辨证重湿，施治主化，用药轻清，制方透灵，叠显绍派伤寒医术特色，在浙东影响巨大。求诊者络绎不绝，诊所所在地昌蒲溇竟接连开出三家药铺。其为人热忱，凡有公益义诊之事无不响应，且倾囊所至。著有《伤寒十八方》等（已佚），遗有大量医案。绍兴人祝味菊（1886—1951），家为世医，师从蜀中名医刘雨笙，后考入军医学校转研西医，随师石田博士留学日本二年，回国后在成都行医，1927 年为避战乱至沪开业，因医术高超，被上海新中国医学院聘为教授兼实习导师，与陆渊雷、章次公，推为上海医林三大师。1944 年与门人陈苏生质问难，阐述其学术观点，成《伤寒质难》六卷。罗哲初（1888—1944），原籍广西，1929 年赴甬行医，后久居宁波，服膺仲景，对《难经》《伤寒论》《金匮要略》研究至深，1934 年被邀至南京中央国医馆，任针灸科主任。1937 年日寇侵华时，避难广西。其所藏《伤寒杂病论》稿本，谓系仲景第十三稿，秘不示人，是谓桂林古本，1960年由广西出版社出版，该书共十六卷，内容与通行本《伤寒杂病论》有差异，内容多出 1/3。其中六气主客、伤暑脉证并治、热病脉证并治、湿病脉证并治、伤燥脉证并治、伤风脉证并治、寒病脉证并治等篇，是与通行本《伤寒杂病论》不同之处，亦为本书特色。

中华人民共和国成立后，浙江相继成立了中医大中专院校和研究所，并在其中设立了《伤寒论》教研机构，开设《伤寒论》课程，自编《伤寒论》教材，非常重视《伤寒论》的研究。德清人史沛棠（1893—1965，又名维清，字绍钧），童年即从名医姚耕山习医，业成悬壶乡梓。后应聘至杭州任职于杭州市一院、省中医研究所、省中医学院。除撰文总结经验交流外，尚有《伤寒论浅注》《金匮要略浅注》等。嵊县人王邈达（1878—1968，名孝俭，又名若园，字盖叟，号覆船山农），博通经义，尤精《周易》，后弃儒习医，上探轩岐秘奥，下穷仲景之学，医术精湛，师古不泥。著有《汉方简义》等，出资刊印高学山《伤寒尚论辨似》。温州人潘澄濂（1910—1993），1929年毕业于上海中医专门学校，后任浙江省中医药研究所副所长、所长，浙江中医学院副院长、顾问，1983年被评为省级名老中医，撰有《伤寒论新解》《金匮要略新解》等书。绍兴人徐荣斋（1911—1982），浙江中医学院副教授，早年师从赵晴初高足杨哲安先生，后又问业于曹炳章先生，20世纪30年代初从事中医临床，50年代末任教浙江中医学院，撰有《重订通俗伤寒论》等著作。鄞县人周岐隐（1897—1968，原名利川，字薇泉，号稚翁），家为世医，早年从父周秉乾学医，先后在宁波等地行医，被聘为浙江省中医研究所顾问，精通伤寒之学，曾取《古本伤寒杂病论》与当时流通本比类参互，录佚文，订讹误，刊为《伤寒汲古》3卷，1956年又著《古本伤寒六经分证表》。宁波吴涵秋（1900—1979，字朝坤），原籍上虞，早年投师宁波范文虎，学医8年，1925年在宁波应家弄开设诊所，曾倡中西结合取长补短，疗效显著。1937年与庄云庐、钟英等创办宁波国医专门学校，自任校长，以培养中医人才。1942年移居上海，继续行医，历任四明医院、第十人民医院、第十一人民医院中医师，并任上海中医学院附属曙光医院院长，上海中医学会常务委员等职，从医50余年，授徒50余人，其所办医专，为中医界输送了大批后继人才。吴氏善用经方，博采时方。用药善以峻剂起沉疴，擅治伤寒热症，又长于虚弱症之调理。吴氏受西医学影响，主张中西参合，取长补短，发展中国医药学。

随着医学历史的发展，科技水平的提高，浙江"伤寒学派"的医家对《伤寒论》的研究不断深入，不但丰富了中医外感病的理论，并且扩大了仲景学说的临床运用，使得仲景学说得以传承发展，也为后人进一步研究《伤寒论》提供了有力的支撑。

## 三、学术特色

浙江"伤寒学派"医家遵循古训，沿用古方，尤其是明清时期，形成了各有侧重的学术观点，其中比较有名的是按证分类、三纲鼎立、维护旧论、辨证论治、以法立论、以证类方、绍派伤寒等七大学术特色，促进了伤寒研究的学术发展。详述如下。

### 1. 按证分类

宋代朱肱，是浙江全面系统研究《伤寒论》最早的医家。在宋政和元年撰《伤寒百问》，复经修补名《南阳活人书》。全书对仲景学术颇多发明，按证对《伤寒论》进行分类，以问答体例剖析伤寒的各种相类证候。后余杭陶华受其影响，所撰写的《伤寒琐言》《伤寒家秘的本》《伤寒杀车槌法》《伤寒一提金》《伤寒证脉药截江网》《伤寒明理续论》合辑为《伤寒六书》（又名《陶氏伤寒六书》）六卷，在治法、分证等方面，较《类证活人书》有所发展，流行较广，后世褒贬不一。

### 2. 三纲鼎立

明代方有执在王履《伤寒论》"错简学说"启发下，提出了六经以太阳经为纲，太阳经分为"风伤卫""寒伤营""风寒两伤营卫"，此为"三纲鼎立"雏形。喻嘉言在此基础上，在《尚论篇·论太阳伤寒证治大意》中提出仲景之桂枝汤、麻黄汤、大青龙汤为鼎足三大纲之三法，而太阳经桂枝汤证、麻黄汤证以及大青龙汤证为鼎足三大纲之三证。后世浙江医家又有所发挥，如喻嘉言的学生，清康熙年间嘉兴徐彬对"三纲鼎立"学说进行发挥，撰写出版了《伤寒一百十三方发明》（又名《伤寒方论》）一卷、《伤寒图说》、《伤寒论注》等。康熙年间，会稽（今绍兴市）高学山考究喻嘉言《尚论篇》各条文，琢磨其错误不通顺的地方，加以辨似，成书《伤寒尚论辨似》，其中不乏超出前人之见。康熙三十二年（1693），槜李沈明宗写成《伤寒六经辨证治法》八卷。沈明宗深研仲景之学，推崇方有执、喻嘉言等医治"伤寒"的学说，故该书编排次序仿照《尚论篇》，书中认为六气外感风伤卫包括春夏温热，与风伤卫为一纲；伤营包括燥湿，与寒伤营为另一纲，"三纲鼎立"学说才得以更为完整。这些医家批评王叔和整理的《伤寒论》编次有问题，在编次问题上重新整理，提出自己独到的编次心得，值得后世学习研究。

### 3. 维护旧论

代表人物为钱塘张遂辰，其所著的《张卿子伤寒论》以《注解伤寒论》为蓝本，又集合了朱肱、许叔微、庞安时、王履等多家学说，选论精当，而且又有他自己独到的见解。他认为仲景《伤寒论》精妙无比，初学者不应舍弃原论，对《伤寒论》原有编次应该维护而不是舍弃精髓，此与"错简重订说"观点形成了鲜明的对立，成为明末清初以前历代医家中尊王（叔和）赞成（无己）之最力者。康熙十二年（1673），钱塘张志聪（字隐庵）著《伤寒论纲目》九卷，复集《伤寒论》各家注而为《伤寒论集注》，书未成而卒，由门人续撰为六卷。张氏祖籍河南，系张仲景四十三代嫡孙，曾跟随张遂辰学习医术，并且得到名医卢之颐的教益。张志聪继承张遂辰维护旧论的观点，对"三纲鼎立"提出明确的反对意见，注重以"五运六气""标本中见"解经，认为六经辨证可以论治临床各科疾病。康熙五十一年（1712），钱塘张锡驹，撰写并出版了《伤寒论直解》六卷。张锡驹曾拜张遂辰、张志聪为师，钻研伤寒，医术大进，治疑难重症，药到病除。张锡驹继承张志聪"维护旧论"的观点，注重以经解经，即以《内经》理论阐述仲景学说，深入浅出，联系实际，多有启示。故后世又有"钱塘二张"之誉称。

### 4. 辨证论治

典型代表人物是慈溪柯琴。柯琴生活于清康熙、雍正年间，博学多闻，能诗善文，同辈皆以大器期之，科举失败、明清鼎革后矢志学医，研究《伤寒论》颇具心得，撰《伤寒来苏集》（包括《伤寒论注》《伤寒论翼》《伤寒附翼》三书）。他首次采用六经分篇、以证分类、以类分方之方法，对伤寒及杂症，据六经加以分类注释，使辨证论治之法更切实用，且说理明晰，条理清楚，使仲景之作从此一新，对后世有较大影响。

**5. 以法立论**

代表人物为嘉善屠人杰，约生活于清代乾隆年间（1736—1795），著有《伤寒经集解》一书。屠人杰收集了前人《伤寒论》注释善本，仔细研究揣摩成无己、尤怡、程知对《伤寒论》治法的观点，结合他自己所学所思，认为《伤寒论》应当明晰仲景立法大意，方可理解伤寒六经之大法和方剂精髓，《伤寒论》的理法方药不仅仅用于伤寒，其他疾病运用得当，也效如桴鼓，并对辨舌、辨脉也非常重视，可谓自出机杼。

**6. 以证类方**

宋代朱肱曾以方类证对《伤寒论》进行了方证研究，清代徐大椿也以方类证研究《伤寒论》，卓有成就。明末清初杭州人林澜，研读张仲景《伤寒论》，认为其一节之义精且晰，但一篇之意却杂以乱，其所以如此，可能是古代"蟊蠹害道之人，秘不欲以仲景心法示人，肆以参差变乱所致"。故他在所著《伤寒折衷》中不落窠臼，独辟蹊径，在力倡方证对应的基础上，主张以证类方研究《伤寒论》，一改以往以经解经、随文敷衍之风，别开生面。

**7. 绍派伤寒**

创始人为绍兴俞根初。俞根初生于世医之家，早承家学，遍读古今医书，汲取各家之长，对仲景学说研究尤深，多有发挥。他于清雍正、乾隆时撰《通俗伤寒论》十二卷。该书融合古今有关论著，结合临床经验，阐析伤寒证治较详。在辨证外感时病，遵张仲景之旨，兼参温病学说，结合六淫致病理论，以六经统摄三焦、气血辨证，从表里寒热论治外感病，不同于传统意义上的伤寒学派，独能探微索奥，自成一家之言，对后世辨证外感病有较大影响。现代的通印本内容，前后曾经几位医家加工，如何秀山按语，多系经验之谈。其孙何廉臣等复为增订，在编述体系方面，综合张仲景以后直至近代各家的伤寒、温热学说（其中包括杂病），加以分析归纳，近人曹炳章又补其中缺漏，徐荣斋复序重订，改写为《重订通俗伤寒论》。

浙江"伤寒学派"大大丰富了伤寒六经理论，研究成果丰富，既能传承仲景之学的精华，又在仲景之学基础上进行了创新，是中医发展史上研究伤寒学说一支不可忽视的力量，值得我们进一步传承研究与创新。

## 参考文献

[1] 张平.浙江中医药文化博览[M].北京：中国中医药出版社，2009.

[2] 朱德明.南宋时期浙江医药的发展[M].北京：中医古籍出版社，2005.

[3] 山尔.《元明清时期浙江医药的变迁》出版[J].中华医史杂志，2007，37（3）：1.

[4] 李云.中医人名辞典[M].北京：国际文化出版公司，1988.

[5]《中国医籍大辞典》编纂委员会.中国医籍大辞典[J].上海：上海科学技术出版社，2002.

[6] 陈景林.中国中医药文化遗存[M].天津：天津社会科学院出版社，2015.

[7] 朱德明.浙江医药曲折历程1840—1949[M].北京：中国社会科学出版社，2012.

[8] 龚烈沸.宁波中医药文化志[M].北京：中国中医药出版社，2012.

[9] 竹剑平，张承烈，胡滨，等.钱塘医派述要[J].中华医史杂志，2004，34（2）：5.

[10] 朱德明.元明清时期浙江医药的变迁[M].北京：中医古籍出版社，2007.

# 朱肱

## 一、生平简介

朱肱（1050—1125），字翼中，又称朱奉议，号无求子，晚号大隐翁，北宋医家，浙江吴兴人，出生于儒学世家。其祖父名承逸，为湖州孔目官（职掌文书事物）；其父名临，字正夫，皇祐元年（1049）进士，官至殿中丞（协助殿中监、少监处理本省日常事务，兼勾检稽失，省署抄目）；其兄名服，字行中，官至集贤殿修撰（掌修国史）；其弟名彤，以学问道德著称乡间。朱肱于元祐三年（1088）中进士，故乡里称其家为"一门三进士"。据周密《齐东野语》载，朱肱中第后曾任雄州防御推官、邓州录事参军、奉议郎直秘阁等职，故后人亦称其为"朱奉议"。崇宁元年（1102），朱肱因上谏言"灾异"，并陈诉当政时弊，触犯当时的宰相而被罢官。他隐居杭州大隐坊，酿酒著书，其间对《伤寒论》深有研究，后值朝廷重视医学，遍求精于医术之人，政和四年（1114）朱肱被征为医学博士，负责朝廷医药政令；政和五年（1115）因书苏东坡诗获罪，被贬于达州（今四川达县），次年还为朝奉郎提点洞霄宫。史载朱肱在复职返京途中，带《活人书》求教洪州名医宋道方，经"指驳数十条，皆有考据"（《泊宅编》），受教匪浅，返京后重作修改。

## 二、主要著作

朱肱潜心研读《伤寒论》，提问析疑，"考古验今，首尾二十一年"，于大观二年（1108）著成《无求子伤寒百问》。政和八年（1118），又重新校正，易名为《南阳活人书》。此后，累经刊刻，后人增注，此书又有《增注南阳活人书》《增注类证活人书》《类证活人书》《伤寒类证活人书》《朱肱活人书》《无求子活人书》等名（以下统一简称为《活人书》）。全书共二十二卷。卷一至卷十一，以问答为体例，设百问，图文并茂介绍经络、脉穴，剖析伤寒的各种证候，并附以治方；卷十二至卷十五，详释仲景《伤寒论》一百一十三正方，以方类证；卷十六至卷十八，采撷《外台》《千金》《圣惠》等各家一百二十六杂方，以弥补伤寒六经证候多方剂偏少的情况；卷十九至卷二十二，兼论妇人、小儿伤寒病证脉及方药、十劝、药性及其他。全书学宗仲景，参合各家，对仲景学术颇多发明，是研究《伤寒论》及外感病重要的参考文献。

## 三、学术观点与诊治经验

### （一）学术观点和特色

朱氏作为浙派伤寒早期的代表医家，精研仲景伤寒学说数十载，从《素问·热论》中独特的经络理论立论，引申出六经经络之说，虽然有局限性，但实际上在临床上对于辨别病位有一定的指导意义，这种学术观点对后世立六经"提纲证"有很大的启发。朱氏主张"伤寒传足经不传手经"学术观点，虽然大部分后世医家对此论提出反驳，但是能引起后世中医人争论具有启发性的积极意义。朱氏在四诊合参中更注重脉证合参辨病性，强调病更强调证，按照六经、病名、症状、方药诸方面提出"相似病证"的学术观点，鉴别异同，剖析疑似，朱氏的这些学术观点，在浙江"伤寒学派"历史上有着重要的影响。

## 1. 从经络分清六经

仲景《伤寒论》六经实质究竟为何，朱肱根据《素问·热论》所载的六经理论，结合《伤寒论》条文所载的六经病证，追根溯源，提出辨识六经为病的证候指征，并设问答百问，补充了《伤寒论》六经的脉候。朱氏在《活人书》中明确指出，治疗伤寒必须先识别经络，不能识别经络就会动手便错。如病位在太阳或厥阴，却去和解少阳，结果寒气未除，真气反而受损。朱氏从六条经络的循行图、生理、病理特征来解释伤寒六经病证的发生、发展、传变及转归。如论述太阳病，朱氏以图文并茂来阐述了足太阳膀胱经的走向，如果出现发热、恶寒、头项腰脊疼痛、一身疼痛、脉尺寸俱浮，就会判断太阳经受病。如此类推，论述阳明病，如果出现发热、眼痛、鼻干、不得卧、尺寸脉俱长情况，就会判断为阳明病；论述少阳病，如果出现胸胁疼痛、耳鸣耳聋、口苦、舌咽干燥、往来寒热、干呕、尺寸脉俱弦的情况，就可判断为少阳经病变；论述太阴病，如果出现腹满食后胀，甚则腹满时痛，咽干，手足自温，自利不渴，尺寸俱沉细或尺寸脉俱沉情况，可以判断为太阴病；论述少阴病，如果出现尺寸脉俱沉、口燥舌干、渴不欲饮、口中和、恶寒的情况，就会判断为少阴病变；论述厥阴病，如果出现烦满、阴囊缩、尺寸脉俱微缓的情况，就可以判断为厥阴经病变。朱氏在《素问·热论》六经病机的基础上，以经络循行部位来依次解释六经病证，以经络论三阴三阳，试图阐明《伤寒论》六经辨证论治的实质。应该看到，《伤寒论》的三阳三阴病的概念与《素问·热论》不同，《素问·热论》的三阳三阴反映的是经络病象，而《伤寒论》中有些主要临床表现如恶寒发热、往来寒热、但热不寒和但寒不热等，并非能以经络理论所能解释。故朱氏强调伤寒病的辨证治疗时先从经络来分清六经的说法，未免太过于机械。朱氏用经络学说来分析伤寒之六经，虽有偏颇，但实际上是辨别病位，在临床上有一定的指导意义，这些论述对后世立六经"提纲证"有很大的启发。

## 2. 论伤寒传足不传手

朱肱在《活人书》开篇就提出"伤寒传足经不传手经"说，他在该书"论阴阳"中明确指出："大抵伤寒病脏腑传变，阳经先受病，故次第传入阴经。以阳主生，故太阳水传足阳明土，土传足少阳木，为微邪也。阴主杀，故木传足太阴土，土传足少阴水，水传足厥阴木。至六七日当传厥阴肝木，必移气克于脾土。脾再受贼邪，则五脏六腑皆困而危殆。"认为伤寒首伤于足太阳寒水之经，根据五行生克，结合阴阳表里顺序逐渐传变。因为土克水，所以从足太阳传至足阳明土；木克土，再传而后至足少阳木；木克土，又传至足太阴土；土克水，而后传至足少阴水；最后水克土，此时已至三阴最里层，所以传足厥阴木，但是因为木克土，所以最终必移气克于脾土，最后传至足太阴土。如此一来，不曾涉及手经，所以有伤寒只"传足经不传手经"之论。故他在"坐授明堂"中绘六经循行图，只有足之六经络，用足经来辨别伤寒病位，然后辨别表里虚实。朱肱是从经络立论，又从传变次第角度出发，以阴阳为总纲，根据五行生克观念，对伤寒六经的传变进行阐释。朱氏是因为足经循行全身而用足经代替手足经以便后来者理解，这却引起了后世医家争论不休，赞同者有明代医家刘草窗等，反驳者如明代医家陶节庵，其据理力辩，认为"伤寒传足不传手经者，俗医之谬论也"。伤寒六经传变是指外感病在太阳、阳明、少阳、太阴、少阴、厥阴六条经脉之间的传变规律。伤寒传足经并传手经，已成为现代伤寒大家的共识，如刘渡舟在《伤寒论讲稿》中明确指出"六经反映了手足经脉与相应脏腑的病变，是脏腑经络的概括，例如太阳病实际上是手足太阳经和膀胱、小肠的病变"，其反对"传足不传手"之论。

### 3. 脉证合参辨病性

中医诊断包括望、闻、问、切四诊，需四诊合参，朱氏在《活人书》中将其（尤其脉诊）运用到了极致，尽可能把问题阐述详尽，这些都是仲景《伤寒论》所不具备的，可能与宋代造纸术发达，无须节省文字记录成本有关。朱氏在文中大部分以问诊的形式进行的，包括问诊伤寒各类证候以及湿热、暑热、痞满、咳逆、各类温病证、杂证、妇人伤寒、小儿伤寒疮疹等，这是符合临床诊治的情况，朱氏认为"伤寒看外证为多，未诊先问，最为有准"（《活人书》卷一）。此外，他认为"治伤寒先须识脉，若不识脉，则表里不分，虚实不辨"。朱氏认为脉理精微，其体难辨，故他创造性地提出"七表脉、八里脉"。七表脉是指浮脉、芤脉、滑脉、实脉、弦脉、紧脉、洪脉等七脉，实际为太阳、少阳、阳明经等三阳经病证的脉象；八里脉是指迟脉、缓脉、微脉、涩脉、沉脉、伏脉、濡脉、弱脉等八脉，实际为太阴、少阴、厥阴经三阴经病证的脉象。朱氏认为掌握了阴阳表里分类的七表八里脉，临床就会提纲挈领，掌握大半，临床切脉不至于浑浑噩噩，不知所措，反而论脉分纲，瞬间抓住临床切脉要点。

**4. 强调病更强调证**

朱氏认为，《伤寒论》书名中的"伤寒"两字是广义伤寒，故他在《活人书》里将狭义伤寒与伤风、热病、中暑、温病、温疟、风温、温疫、中湿、湿温、痓病、温毒等病区分开来，明确指出这些病之间理法方药是完全不同的，如果鉴别混乱，理法方药错配，就会有"性命之危，危于风烛"，只有"因名识病，因病识证"，鉴别诊断明白无误，才能"治无差误"。朱氏举例说明，如辨太阳伤寒证，轻者桂枝麻黄各半汤、人参顺气散、葱豉汤、苍术散、麻黄葛根汤；重者麻黄汤发汗。如果判断为伤风，轻者用柴胡桂枝汤、败毒散、独活散；重者用桂枝汤治疗，理法方药不完全相同，如果混淆两者区别，临床上就会造成大量坏病。如果两者合病，如伤寒见风脉或伤风，那就要大青龙汤加减了。如果判断为热病，有汗者选桂枝汤，无汗者选麻黄汤，烦躁者根据具体情况选大青龙、桂枝石膏汤、栀子升麻汤。如果中暑可以选用人参白虎汤、五苓散、橘皮汤、竹叶汤。如果判断为温病，寒多者可以选用升麻汤、解肌汤、柴胡桂枝汤，热多选用小柴胡汤系列，虚烦选用竹叶石膏汤类。如果临床判断为温疟，小柴胡汤、白虎加桂枝汤、柴胡桂姜汤均可考虑。如果临床判断为风温，可根据具体情况选用葳蕤汤、知母干葛汤、栝蒌根汤、汉防己汤。如果临床判断为温疫，可以考虑败毒散、老君神明散、圣散子、务成子萤火丸。如果临床判断为中湿病，可以选用甘草附子汤、五苓散等方剂。如果临床判断为风湿病，可以考虑用麻黄杏仁薏仁甘草汤、麻黄加术汤、甘草附子汤、术附汤、杏仁汤、败毒散、防己黄芪汤、桂枝附子汤、甘草附子汤加防风等方剂。如果临床判断为湿温病，可以考虑白虎加苍术汤加减。如果临床判断为痉病，可以考虑选用小续命汤、桂枝加葛根汤、葛根汤加减。如果临床判断为温毒病，可以考虑葛根橘皮汤、黄连橘皮汤加减。

综上所述，朱氏的视野开阔，在那个年代，就能把伤寒温病融合在一起，尤为可贵的是朱肱虽为伤寒大家，但对于热病、中暑、温病、风温、温疫、湿温理法方药都有完整的论述，为后世温病学发展是有益的启示。

### 5. 类证分析法

朱氏运用"类证"分析方法，汇集大量《伤寒论》条文，将其中各相似病证按照六经、病名、症状、方药诸方面，鉴别异同，剖析疑似，这是朱氏研究伤寒的又一大特点和创新。朱氏类证分析法具体体现在以下几个方面：

一是"以经类证"，即对发热、头痛、体痛、头眩、喘、渴、鼻衄、结胸、痞满、呕、吐、下利、咽喉痛、少眠、多眠、胁痛、咳逆、发黄、发狂、发斑、谵语、吐血、小便不利、大便难等证候进行了归纳分析，说明它们各自有不同的病机和治法。如体痛，他认为："太阳、少阴、厥阴皆有身体痛，当以外证与脉别之。太阳证表未解，脉浮紧，法当宜以汗解；假令尺脉迟者，不可发汗。何以知其然，营气不足，血少故也。尺脉迟者，先以小建中汤以养之；脉浮者，麻黄汤主之。太阳中湿，一身尽痛，发热身黄，小便不利，病患中湿，因而伤风，风湿相搏，一身痛重，是名风湿，当于风湿中求之，麻黄加术汤主之。若脉沉自利而身体痛者，阴证也，急当救里，宜四逆汤、附子汤、真武汤之类以温之（大抵大便利而身体疼者，当救里；大便如常而身体痛者，急当救表，此不可不知也）。或身重背强，腹中绞痛，咽喉不利，身如被杖者，当作阴毒治之。"又问："发汗后身疼痛，脉沉而迟，当用何药？仲景有桂枝加芍药生姜人参新加汤，盖为此证也；小建中汤，兼治汗后身疼、脉沉而迟者；若霍乱吐泻止而身疼痛不休者，少与桂枝汤即愈。"

二是"以证类方"，即在证候辨别清楚之后选方论治。如往来寒热证候，朱氏认为其有小柴胡汤、大柴胡汤、柴胡桂枝干姜汤三证。如果有表证而往来寒热证候，用小柴胡汤加减；如果有里证而往来寒热证候，大柴胡汤加减；如果已表或已下而往来寒热证候，可用柴胡桂枝干姜汤加减。

三为"以方类证"，朱氏将《伤寒论》113个方证称为"药证"，意思是以方药类证，如葛根汤证类、陷胸汤证类、承气汤证类、泻心汤证类、栀子汤类等。如承气汤证类包括有大小承气汤、调胃承气汤、桃核承气汤等四首方剂。又如栀子汤类包括栀子豉汤、栀子甘草豉汤、栀子生姜豉汤、栀子厚朴汤、栀子干姜汤以及栀子柏皮汤等六首方剂。

四是"以同类异"，即以各种形式剖析相似证，以鉴别异同。如五苓散证与猪苓汤证同为渴证，他说："太阳病发汗后，大汗出，胃中干，烦躁不得眠，欲得饮水者，少少与饮之，令胃气和则愈；若脉浮，小便不利，微热消渴者，五苓散主之；阳明病，脉浮发热，渴欲饮水，小便不利者；少阴病下利六七日，咳而呕渴，心烦不得眠者，猪苓汤并主之。"五苓散证以太阳病论治，而猪苓汤则以阳明病、少阴病论治，点明了五苓散证与猪苓汤证鉴别的要点。朱氏这种运用"类证"分析方法，为后来研究仲景《伤寒论》提出非常重要研究方法。

**6. 传承绘制经络图**

朱肱在他的著作中绘制了6幅三阴三阳"经络图"，经脉循行图文并茂，使仲景伤寒六经辨证更直观明了。朱肱绘《内外二景图》和《活人书》"经络图"，为后世经络学的发展、演变及创新起到了重要作用。

**（二）临床诊治经验**

**1. 六经病证治**

朱氏根据《伤寒论》六经病证治，总结仲景方剂运用的法度，又结合他自己的临床经验加以补充，使之更好地指导临床实践。首先他认为，中医治病一定要三因制宜，所用方药要因人、因地、因时而异。他在自序中说："阳根于阴，阴本于阳。无阴则阳无以生，无阳则阴无以化。是故春时气温，当将理以凉；夏月盛热，当食以寒。君子扶阴气以养阳之时也。世人以为阴气在内，反抑以热药，而成疟痢、脱血者多矣。秋时气凉，当将息以温；冬时严寒，当食以热。君子扶阳气以养阴之时也。世人以阳气在内，乃抑以凉药，而成吐痢、腹痛者多矣。伐本逆根，岂知天地之刚柔，阴阳之逆顺？求其不夭横也难矣。"正因为如此，故在运用《伤寒论》方剂时，就应考虑到季节、地理因素。如"桂枝汤，自西北二方居人，四时行之，无不应验；自江淮间，唯冬及春初可行"。对于汗法，如"伤寒发表，须当发汗，亦自不同；春不可大发汗，以阳气尚弱，不可亟夺，使阴气胜于时。天寒初解，荣卫腠理缓，可用小柴胡汤之类；冬不可汗者，以阳气伏藏，不可妄扰；不问伤寒、中风，并数与桂枝麻黄各半汤，或得少汗而解，或无汗自解；夏月天气大热，玄府开，脉洪大，宜正发汗，但不可用麻黄、桂枝热性药，须是桂枝、麻黄汤加黄芩、石膏、知母、升麻也；夏月有桂枝、麻黄证，不加黄芩辈，服之转助热气，便发黄、斑出也"。其指出当随四时气候变化注意汗法的轻重，用桂枝汤、麻黄汤也应加减，若夏季阳气昌盛时，使用辛温剂太过就可变成发黄、斑出等坏病。

### 2. 类伤寒证治

朱肱将容易与伤寒混淆的疾病称之为"类伤寒"，指出这些病"与伤寒相似，实非伤寒也"。他说："所谓朱紫相凌，玉石不分，医者处病灭裂，见其发热恶寒，往往作伤寒治之，发汗吐下，因兹夭横者多矣。今特立一门见其发热恶寒，往往作伤寒治，别而论之，庶几览者知其非伤寒也。"常见的类伤寒有痰证、食积、虚烦、脚气等，因其都可见到恶寒发热的症状，临证时容易误判。他详细论述了这些类伤寒的发病机制及与伤寒区别点。他说："问憎寒发热，恶风自汗，寸口脉浮，胸膈痞满，气上冲咽喉不得息，而头不疼，项不强，此为有痰也。中脘有痰，亦令人憎寒发热，胸膈痞满，有类伤寒，但头不疼、项不强为异。宜服柴胡半夏汤、金沸草散及大半夏汤。"朱氏提出以头疼不疼、项强不强等症状作为类伤寒与伤寒病的区别方法。再如食积证与伤寒的区别，朱氏提出除以气口脉的紧盛与否作为辨别外，还以身疼痛症状的有无作为鉴别的重要依据。这样做就能避免失治和误治，对于临床具有一定的指导意义。

**3. 妇幼伤寒证治**

朱肱在《活人书》中专门设立了妇人和小儿伤寒篇，讨论妇幼伤寒证治。他在治疗妇人伤寒时，重点在调血。如果妇人伤寒气口紧盛，宜用下法；人迎紧盛，而宜用汗法。如果妇人脉左关浮紧，不可用下法，应当用汗法救血室，营卫调和，津液自通而愈。妇人伤寒分为热入血室证、毒气闭塞证、经脉凝滞证、邪气犯胃证、余热未尽证等。朱氏认为治疗妇人伤寒，一定要先排除瘀血停蓄，然后才能辨证论治用药。对于妊娠妇女伤寒，朱氏认为用药应有禁忌，不能与一般妇女伤寒一样治疗。朱氏对胎动不安、产后调理，提出自己见解，如治胎动不安者可用阿胶散、白术散，产后调理可用加减四物汤治疗，防止产后血瘀，或亡血过多，或恶漏不止。

关于小儿伤寒，朱氏认为小儿与成人治法大致相同，但用药的剂量偏小，药性稍微平和偏温一些，并创制了治疗小儿伤寒的特色方剂，如洗心散（当归、芍药、甘草、荆芥、白术、麻黄、大黄）治小儿遍身壮热，头目碎痛，背膊拘急，大热冲上，口苦唇焦，夜卧舌干，咽喉肿痛，涕唾稠黏，痰壅，吃食不进，心神燥热，眼涩睛疼，伤寒鼻塞，四肢沉重，语声不出，百骨节痛，大小便不利，麸豆疮，时行温疫，狂语多渴，及小儿天吊风，夜惊并宜服之；惺惺散（桔梗、细辛、人参、白术、栝蒌根、甘草、白茯苓、川芎）治小儿风热，及伤寒时气，或疮疹发热；四顺散（大黄、甘草、当归、芍药、薄荷）解小儿膈热，退壅盛，凉心经；麻黄黄芩汤（麻黄、黄芩、赤芍药、甘草、桂枝）治小儿伤寒无汗，头疼，发热恶寒；升麻黄芩汤（升麻、葛根、黄芩、芍药、甘草）治小儿伤风有汗，头疼，发热恶寒；甘露饮子（熟干地黄、生干地黄、天冬、麦冬、枇杷叶、枳壳、黄芩、石斛、山茵陈叶、甘草）治小儿胃中客热，口臭，不思饮食，或饥烦不欲食，齿龈肿疼，脓血舌口，咽中有疮，赤眼目睑重不欲开，疮疹已发、未发；石膏麻桂汤（麻黄、甘草、石膏、芍药、桂心、黄芩、杏仁）治小儿伤寒未发热，咳嗽，头面热；连翘饮（连翘、防风、甘草、山栀子）治小儿一切热；麦门冬汤（麦冬、石膏、寒水石、甘草、桂心）治婴儿未满百日，伤寒鼻衄，身热呕逆；十物升麻汤（升麻、白薇、麻黄、葳蕤、柴胡、甘草、黄芩、朴硝、大黄、钩藤）治小儿伤寒，变热毒病，身热面赤，口燥，心腹坚急，大小便不利，或口疮，或因壮热，四肢挛掣，惊仍作疾，时发时醒，醒后身热如火者；六物黄芩汤（黄芩、大青叶、甘草、麦冬、石膏、桂心）治婴儿腹大，短气，热有进退，食不安，谷为之不化；五物人参饮（人参、甘草、麦冬、生地黄、白茅根）治小儿天行壮热，咳嗽，心腹胀满；八物麦门冬饮（麦冬、甘草、人参、紫菀、升麻、贝母）治小儿天行壮热，咳嗽心烦；枣叶饮（枣叶、麻黄、豉、葱白）治小儿天行壮热，五日以后热不歇者。

### 4. 灵活运用经方

朱肱在长期的临床实践中，对《伤寒论》中方药的运用积累了非常丰富的经验，并明确了仲景原方的适应证和注意事项，扩大了经方的使用范围。如对桂枝汤、麻黄汤的选用，他认为二方药性均偏温，都适合素虚寒者，冬月及春月选用。他说"为冬月及春，与病人素虚寒者，乃用正方，不再加减"，但"江淮间，惟冬及春可行之，自春末及夏至以前，桂枝证可加黄芩一分，为之阳旦汤""麻黄汤性热，夏月服之，有发黄、斑出之失"，这是因为伤寒热病，药性须凉，不可太温的缘故。故"夏至后有桂枝证，可加知母半两，石膏一两，或加升麻一分""夏至后，麻黄汤须加知母半两，石膏一两，黄芩一分"，提出夏至前后，服用桂枝汤、麻黄汤须加黄芩、知母、石膏等寒凉性质的药。此外，关于经方的禁忌证，朱氏在仲景的基础上又进行了补充，如桂枝汤法的禁例，原文第十七条中说："若酒客家，不可与桂枝汤，得之则呕，以酒客不喜甘故也。"朱肱又补充说："若病人身无汗，小便数，或手足冷，不恶寒，或饮酒家不喜甘者，慎不可行桂枝也。"从而使临床运用经方更加具体化。可见虽朱氏宗仲景之旨，但并没有拘泥，不仅能灵活应用，而且还有自己独到的见解和创新。

## 四、原文选释

【原文】治伤寒先须识经络,不识经络,触途冥行,不知邪气之所在。往往病在太阳,反攻少阴;证是厥阴,乃和少阳。寒邪未除,真气受毙。又况伤寒看外证为多,未诊先问,最为有准。孙真人云:问而知之,别病浅深,名为巧医。病家云:发热恶寒,头项痛,腰脊强,则知病在太阳经也;身热目疼,鼻干,不得卧,则知病在阳明经也;胸胁痛,耳聋,口苦舌干,往来寒热而呕,则知病在少阳经也;腹满咽干,手足自温,或自利不渴,或腹满时痛,则知病在太阴经也;引饮恶寒,或口燥舌干,则知病在少阴经也;烦满囊缩,则知病在厥阴经也。然后切脉以辨其在表在里,若虚若实,以汗下之,古人所以云:问而知之为中工,切而知之为下工。若经隧支络,懵然不分;按寸握尺,妄意疾证。岂知坐授明堂,藏室金兰者耶?(《类证活人书·卷第一·序论》)

【阐释】本文阐述六经经络学说。朱肱根据《素问·热论》中有关外感热病的内容,首倡六经经络之说。认为伤寒六经就是足三阳、足三阴六条经络,是辨病位之纲。如《素问·热论》云:"伤寒一日,巨阳受之,故头项痛,腰脊强;二日阳明受之,阳明主肉,其脉夹鼻,络于目,故身热,目疼而鼻干,不得卧也;三日少阳受之,少阳主胆,其脉循胁络于耳,故胸胁痛而耳聋。……四日太阴受之,太阴脉布胃中,络于嗌,故腹满而嗌干;五日少阴受之,少阴脉贯肾,络于肺,系舌本,故口燥舌干而渴;六日厥阴受之,厥阴脉循阴器而络于肝,故烦满而囊缩。"朱肱则结合临床经验,对此进行了发挥,他明确指出《伤寒论》三阴三阳学说是从《素问·热论》的理论发展而来,并据此提出六经纲要,认为六经为病是足三阳、足三阴经络为病。朱肱对此六经学说的研究,后世多数医家都认为是最早的,实开诸家六经纲领学说之先河。

【原文】问:伤寒一二日,发热恶寒,头项痛,腰脊强,尺寸脉俱浮。答曰:此足太阳膀胱经受病也(仲景云:太阳病欲解时从巳至未上）。太阳病，头疼发热，汗出恶风，宜桂枝汤，轻者只与柴胡桂枝汤。太阳病，头痛发热，无汗恶寒，宜麻黄汤，轻者只与桂枝麻黄各半汤。麻黄汤、桂枝汤，二者均为解散，正分阴阳，不可不慎也。仲景所谓无汗不得服桂枝，有汗不得服麻黄，常须识此，勿令误也。今人才见身热头痛，便发汗，不知汗孔闭而用麻黄，汗孔疏而用桂枝，伤寒伤风，其治不同。古人有汗者当解肌，无汗者可发汗。(《类证活人书·卷第一·经络图》)

【阐释】本文提出了太阳病的证治规律。朱氏确立了判断太阳病的大纲，指出太阳汗证用桂枝汤，轻用柴胡桂枝汤；太阳恶寒无汗证用麻黄汤，轻用麻黄桂枝汤。文末指出无汗、有汗的注意点及原理。

【原文】问：伤寒二三日，身热，目疼，鼻干，不得卧，尺寸脉俱长。答曰：此足阳明胃经受病也（仲景云：阳明病欲解时，从申至戌上）。伤寒二日，阳明经受病，可发其汗，非正阳明也（正阳明者，身热汗出，不恶寒，反恶热，故可下也）。今言一二日传阳明经，身热，目疼，鼻干，不得卧，其脉俱长者，是太阳阳明可表而已。若无汗尚恶寒，宜升麻汤；有汗微恶寒者，表未解也，宜桂枝汤；无汗脉浮，其人喘者，与麻黄汤。又问十二经皆一，而阳明有三，何也？有太阳阳明，有少阳阳明，有正阳阳明也。太阳阳明者，本太阳病，若发汗、若下、若利小便，此亡津液，胃中干燥，因转属阳明也（太阳阳明，脾约是也，大便坚，小便利，其脾为约）；少阳阳明者，本传到少阳，因发汗、利小便已，胃中燥实，大便难也；正阳阳明者，病人本风盛气实也。三阳明俱宜下，唯恶寒乃中寒为病在经，与太阳合病属表，可发其汗。盖太阳与阳明合病，脉必浮大而长，外证必头疼、腰痛、肌热、目痛、鼻干也。脉浮大者，太阳也；长者，阳明也；头疼腰痛者，太阳也；肌热，目痛，鼻干者，阳明也。尚恶寒者，可升麻汤汗之。若不恶寒，反恶热，大便不秘者，可白虎汤解利之。不恶寒，反恶热，大便秘，或谵语者，属胃家实也，可调胃承气汤下之。又问三阳有合病，有并病，何也？脉浮大而长，头疼，腰痛，肌热，目疼，鼻干者，合病也。太阳初得病时，发其汗，汗先出不彻，因转属阳明，续自微汗出，不恶寒者，并病也。三阳皆有合病，唯三阴无合病，不可不知也。太阳证罢，但发潮热，手足汗出，大便难而谵语者，下之愈，宜大承气汤。若太阳证不罢，不可下，宜用桂枝麻黄各半汤小发汗。设面赤色者，阳气怫郁在表，当解之、熏之。若发汗不大彻，则阳气怫郁，不得越散，当汗不汗，烦躁，不知痛处，其人短气，但坐，盖以汗出不彻故也，更以麻黄汤发其汗则愈，何以知汗出不彻？以脉涩故知之。(《类证活人书·卷第一·经络图》)

【阐释】本文揭示了阳明病的证治规律。朱氏确立了判断阳明病的总纲，详细论述了正阳阳明、少阳阳明以及正阳阳明的鉴别、病机以及诊治方药；同时指出三阳有合病、有并病，唯三阴无合病，临证时需要识别。

【原文】问：伤寒三四日，胸胁痛而耳聋，或口苦舌干，或往来寒热而呕，其尺寸脉俱弦。答曰：此足少阳胆经受病也（仲景云：少阳病欲解时从寅至辰上）。太阳病不解，转入少阳，胁下硬满，干呕，不能食，往来寒热，尚未可吐下，诊其脉弦紧者，小柴胡汤主之。盖脉弦细，头疼，发热，属少阳。少阳受病，口苦咽干，目眩，宜小柴胡汤以解表，不可发汗（仲景少阳证唯小柴胡为解表药耳）。发汗则谵语，谵语属胃，胃和则愈，不和则烦而躁，宜调胃承气汤，此属少阳阳明也。(《类证活人书·卷第一·经络图》)

【阐释】本文论述少阳病的证治规律。朱氏确立了少阳病病的大纲，详细论述了少阳病病症、病理、病机以及诊治方剂等，文末论述了少阳阳明病的证候、诊治方药。

【原文】问：伤寒四五日，腹满咽干，手足自温，或自利不渴，或腹满时痛，尺寸俱沉细。答曰：此足太阴脾经受病也（仲景云：太阴病欲解时从亥至丑上）。伤寒手足必微冷，若手足自温者，系太阴也；自利不渴，属太阴也；腹满时痛，属太阴也。自利不渴者，脏寒也，当温之，宜四逆汤、理中汤也。腹满，脉浮者，可桂枝汤，微发汗。腹痛

朱肱

者，桂枝加芍药汤。痛甚者，桂枝加大黄汤。古人以四日太阴证病在胸膈，可吐而愈何也？答曰：不然，有太阴证脉大，胸满多痰者，可吐之；脉大而无吐证者，可汗而已。大抵在表者汗之，在里者下之，在上者涌之，在下者泄之，瓜蒂、栀豉随证施用，不可拘以日数也。（《类证活人书·卷第一·经络图》）

【阐释】本文阐发太阴病的证治规律。朱氏确立了足太阴脾经发病的大纲，详细论述了太阴病三种症候的诊治方剂，文末批驳太阴病只能用吐法之说，认为汗、下、吐、泄四法，应根据临床实际情况均可用于太阴病。

【原文】问：伤寒五六日，尺寸脉俱沉，或口燥舌干而渴，或口中和而恶寒。答曰：此足少阴肾经受病也（仲景云：少阴病欲解时从子至寅上）。少阴病，口燥舌干者，急下之，宜大承气汤。若不渴，不口燥舌干而脉沉者，急温之，宜四逆汤。太阴厥阴皆不恶寒，只有少阴有恶寒之证，不可不知也。少阴病得之一二日，口中和，其背恶寒者，宜着灸并附子汤也。大抵伤寒阳明证宜下，少阴证宜温，然仲景于少阴证口燥咽干即云急下之，盖少阴主肾，系舌本，伤寒热气入于脏，流于少阴之经，肾汁干，咽路焦，故口燥咽干而渴，须宜急下之，非若阳明证宜下而可缓也。虽然，阳明亦有一证，发热汗出多，急下之，阳明属胃，汗多则胃汁干，亦须急下也。（《类证活人书·卷第一·经络图》）

【阐释】本文阐发少阴病证治规律。朱氏通过"伤寒五六日，尺寸脉俱沉，或口燥舌干而渴，或口中和而恶寒"，判定此为足少阴经发病，并引用仲景少阴病欲解时为从子至寅上，详细论述了少阴病三种病症诊治方剂，包括急下、急温以及少阴表证三种情况，文末论述了少阴病急下法的缘由以及阳明急下法治疗机理。

【原文】问：伤寒六七日，烦满囊缩，其脉尺寸俱微缓。答曰：此足厥阴肝经受病也（仲景云：厥阴病欲解时从丑至卯上）。厥阴病，其脉微浮为欲愈，不浮为未愈，宜小建中汤。脉浮缓者，必囊不缩，外证必发热恶寒似疟，为欲愈，宜桂枝麻黄各半汤。若尺寸脉俱沉短者，必

是囊缩，邪气入脏，宜承气汤下之。(《类证活人书·卷第一·经络图》)

【阐释】本文论述厥阴病的证治规律。朱氏确立了足厥阴经发病规律，详细论述了厥阴病三种症候的诊治方剂，包括小建中汤证、麻黄桂枝各半汤证以及承气汤证。

【原文】大抵伤寒病脏腑传变，阳经先受病，故次第传入阴经，以阳主生，故太阳水传足阳明土，土传足少阳木，为微邪也。阴主杀，故木传足太阴土，土传足少阴水，水传足厥阴木，至六七日当传厥阴肝木，必移气克于脾土，脾再受贼邪，则五脏六腑皆困而危殆。营卫不通，耳聋囊缩，不知人而死矣，速用承气汤下之，可保五死一生。古人云：脾热病则五脏危。又云：土败木贼则死。若第六七日传厥阴，脉得微缓、微浮，为脾胃脉也，故知脾气全，不再受克，邪无所容，否极泰来，营卫将复，水升火降，则寒热作而大汗解矣。(《类证活人书·卷第一·经络图》)

【阐释】此文论述了六经传变次第至厥阴的危局，最后指出用承气汤解厥阴危局，并言明脉得微缓、微浮是厥阴病转危为安的临床证候，后学者不可不知。

【原文】治伤寒先须识脉，若不识脉，则表里不分，虚实不辨。仲景犹诮当时之士，按寸不及尺，握手不及足，必欲诊冲阳、按太溪而后慊，况于寸关尺耶。大抵问而知之以观其外，切而知之以察其内，证之与脉，不可偏废。且如伤寒脉紧，伤风脉缓，热病脉盛，中暑脉虚。人迎紧盛伤于寒，气口紧盛伤于食。率以脉别之，非特此也。病患心下紧满，按之石硬而痛者，结胸也。结胸证于法当下，虽三尺之童皆知用大黄甘遂陷胸汤下之。然仲景云：结胸脉浮者，不可下，下之则死。以此推之，若只凭外证，便用陷胸汤则误矣。况伤寒尤要辨表里，脉浮为在表，脉沉为在里。阳动则有汗，阴动则发热。得汗而脉静者生，汗已而脉躁者死。阴病阳脉则不成，阳病阴脉则不永。生死吉凶，如合龟镜，其微至于祸福休咎，修短贵贱，无不可考。然古人乃以切脉为下者，特以脉理精微，其体难辨，而伤寒得外证为多故也。外证易见，切脉难明。弦紧之混淆，迟缓之参差，沉与伏相类，濡与弱相似，非得之于心，超然领解，孰能校疑似于锱铢者哉！苟知浮、芤、滑、实、弦、紧、洪属于表，迟、缓、微、涩、沉、伏、濡、弱属于里，表里内外，阴阳消息，以经处之，亦过半矣。(《类证活人书·卷第二·切脉》)

【阐释】本文论述对伤寒脉象的认识及临床运用。朱氏对脉象非常重视，认为对各种病证脉象需仔细辨认，否则会将患者置于危险之中。他还提出"七表脉、八里脉"，认为掌握了阴阳表里分类的七表、八里脉，临床可提纲挈领。

【原文】治伤寒须识阴阳二证，手足各有三阴三阳，合为十二经。在手背者为阳属表为腑，在手掌里者为阴属里为脏，足经仿此。伤寒只传足经，不传手经，《素问·热论》亦只说足三阴三阳受病，巢氏言：一日太阳属小肠误矣！足之阳者，阴中之少阳；足之阴者，阴中之太阴。足之三阳从头走足，足之三阴从足走腹。阳务于上，阴务于下。阳行也速，阴行也缓。阳之体轻，阴之体重。阴家脉重，阳家脉轻。阳候多语，阴证无声。阳病则旦静，阴病则夜宁。阳虚则暮乱，阴虚则夜争。阴阳消息，证状各异。然而物极则反，寒暑之变，重阳必阴，重阴必阳，阴证似阳，阳证似阴，阴盛隔阳，似是而非，若同而异，明当消息，以法治之。(《类证活人书·卷第四·序论》)

【阐释】本文论述伤寒阴阳二证的证治规律及鉴别。朱肱提出治疗伤寒病必须先别阴阳，后定表里脏腑。提出伤寒只传足经，不传手经，同时引用巢氏论断加以佐证。对于阴阳二证的各种表现一一举例，同时对于阴阳物极必反，阴阳转换，以及假阴真阳证、假阳真阴证加以阐述。

【原文】问：冬谓之伤寒，春谓之温病，夏谓之热病。答曰：《素问》云：冬三月，是谓闭藏，水冰地坼，无扰乎阳。又云：彼春之暖为夏之暑，彼秋之忿为冬之怒。是以冬令严寒，为杀厉之气，君子善摄生，当严寒之时，行住坐卧，护身周密，故不犯寒毒。彼奔驰荷重，劳房之人，皆辛苦之徒也，当阳闭藏而反扰动之，则郁发腠理，津液强渍，为寒所薄。肤腠致密，寒毒与营卫相浑，当是之时，壮者气行则已，怯者则着而成病矣！其即时而病者，头痛身疼，肌肤热而恶寒，名曰伤寒。其不即实时而病者，寒毒藏于肌肤之间，至春夏阳气发生，则寒毒与阳气相薄于营卫之间，其病与冬时即病无异，但因春温气而变，名曰温病。因夏热气而变，名曰热病。温热二名，直以热之多少为义。阳热未盛，为寒所制，病名为温；阳热已盛，寒不能制，病名为热，故大医均谓之伤寒也。（《类证活人书·卷第五·三十一》）

【阐释】本文介绍伤寒、温病及热病的定义及鉴别要点。朱氏首先直入主题阐明伤寒、温病以及热病定义，即冬谓之伤寒，春谓之温病，夏谓之热病。随即引用《素问》阐述伤寒、温病以及热病发生的机理，对伤寒、温病及热病的区别与联系有深刻阐述。

【原文】问：伤寒已经发汗、吐、下仍不解（古人谓之坏病）。答曰：仲景云：太阳病，三日已发汗，若吐、若下、若温针，仍不解者，为坏病，桂枝不中与也。当知何逆，随证治之。又云：太阳病不解，转入少阳者，胁下硬满，干呕，不能食，往来寒热，尚未吐下，其脉沉紧者，可与小柴胡汤。若已吐下发汗，小柴胡证罢，此为坏病，知犯何逆，以法治之。盖为病中又感异气，变为坏病，以时令寒暑燥湿风火不节，脉息与少阳相异（小柴胡证罢），证候与（伤寒）不同（麻黄、桂枝不中与也）。明当消息其由，以法治之。若脉尺寸俱盛，重感于寒，变为温疟（先热后寒，名曰温疟，在第六卷四十四问）。阳脉浮滑，阴脉濡弱，更遇于风，变为风温（四肢不收，头疼身热，常自汗出，在第六卷四十五问）。阳脉浮数，阴脉实大，更遇温热，变为温毒，为病最重（春月肌肉发斑，名曰温毒，在第六卷又五十问）。阳脉濡弱，阴脉弦紧，更遇温气，变为温疫（一岁之中，长幼疾状多相似，感四时不正之气，在第六卷四十六问）。脉证之变，方治不同，仲景谓温病之脉，行在诸经，不知何经之动，随其经而取之也。又有伤寒过经，再受热邪，留蓄脏腑，病候多变，久而不瘥，阴阳无复纲纪，及伤寒解后虚羸少气，皆名坏伤寒也，知母麻黄汤、鳖甲散、黑奴丸检方与病证相参选

朱肱

用之。若伤寒解后，虚赢少气，气逆吐者，竹叶石膏汤主之。(《类证活人书·卷五·三十七》)

【阐释】本文论述伤寒坏病定义及证治规律。朱氏首先论述坏病的定义，即伤寒经过误用汗、下、吐等诸法，导致病情缠绵不愈或者病情恶化形成坏病，随后阐述了太阳病、少阳病坏病的病因病机及证治法则方药，并对坏病造成的温疟、风温、温毒、温疫等进行鉴别，最后对坏病的证候特点及方药证治进行阐述，以求对坏病认识有清晰的轮廓，不至于临证混淆。

## 五、医案选按

在南阳，太守盛次仲疾作，招肱视之。曰小柴胡汤证也，请并进三服。至晚，觉胸满，又视之，问所服药安在？取视，乃小柴胡散也。肱曰：古人制㕮咀，如麻豆大，煮清汁饮之，名曰汤，所以入经络，攻病取快。今乃为散，滞在膈上，所以胸满而病自如也。因旋制自煮以进，两服遂安。(《名医类案》卷一)

【按】小柴胡汤是治疗少阳病证的常用名方，但汤剂和散剂效用不同，汤剂能通过经络快速取效，而散剂则药滞于膈上，故有胃满之症状。此案说明朱肱临床及其注重细节，治疗疾病效如桴鼓。

### 参考文献

[1] 赵永辰，卢丽君，王涛，等.朱肱及其病证结合观 [J]. 医学研究与教育，2017，34（5）：11-15.

[2] 逯铭昕.朱肱《活人书》对南宋伤寒学的影响 [J]. 中华医史杂志，2012，42（6）：334-341.

[3] 刘素平.朱肱《类证活人书》的伤寒学术思想研究 [D]. 辽宁中医药大学，2012.

[4] 逯铭欣.从《伤寒百问》到《活人书》看朱肱学术观点的变化 [J]. 中华医史杂志，2011，41（3）：165-169.

[5] 李旭.朱肱对《伤寒论》学术思想之继承与发展 [D]. 北京中医药大学，

2011.

[6] 王旭光，李道芳.朱肱和他的《伤寒百问》[J].中医文献杂志，2011，29（2）：21-23.

[7] 田思胜.朱肱医学全书[M].北京：中国中医药出版社，2006.

# 陶 华

## 一、生平简介

陶华，名山藏，字尚文，号节庵，又号节庵道人。明代医家，余杭人。生于明洪武二年（1369），卒于明天顺七年（1463），一说卒于明景泰元年（1450）。其生平事迹，《明史稿》《浙江通志》《杭州府志》《余杭县志》均有记载。陶氏幼年读书业儒，后"遇异人授予石室遗旨（即《遗芳家秘》），遂精轩岐之术"（《余杭县志·卷二十八·艺术》）。永乐年间（1403—1424），征为余杭县医学训科，宣德年间（1426—1435）辞归。正统年间（1436—1449）又被朝廷征用，后因为疾病辞官归里。《明史稿·卷三九八·方技下》载："其治病有奇效，一人因食羊肉，胸膈癥结不可下。诸医请方，华令服砒一钱。诸医骇，坚不肯用，投以他药，服不效。亟始用华言，一服立吐而愈。诸医问故，华曰：羊血能解砒毒，砒得羊肉不杀人，而肉亦得砒乃吐，此两制法也。众始大服。华最善愈奇疾，他医生所不治，华治之。于伤寒尤精，论者谓张仲景以后一人。"《杭州府志》谓其"后来省（杭州）行医，治伤寒一服即愈，名动一时"，故人称"陶一帖"。说明他医术高超，治伤寒有较高造诣。陶氏研究和发挥仲景《伤寒论》，著有《伤寒六书》《伤寒十书》等行世。

## 二、主要著作

陶华的著作很多，根据史料记载，有《伤寒六书》六卷、《伤寒十书》十卷、《伤寒治例点点金》二卷、《伤寒治例直指方》二卷、伤寒直格标本论》一卷、《伤寒治例段段锦》一卷、《痈疽神秘验方》（一作《痈疽验方》）一卷。此外，尚有后人托名陶华所著的《伤寒全生集》四卷。

### 1.《伤寒六书》

《伤寒六书》又名《陶氏伤寒六书》，共六卷，成书于明正统十年（1445），为陶氏所撰的六种伤寒著作合订本，即《伤寒琐言》《伤寒家秘的本》《伤寒明理续论》《伤寒杀车槌法》《伤寒证脉药截江网》（又称《伤寒截江网》）《伤寒一提金》，内容包括伤寒六经病证脉、证候以及理法方药。其中《伤寒琐言》乃陶氏学习研究伤寒的随笔记录，包括辨张仲景伤寒论、治伤寒用药大略、伤寒言证不言病、厥分寒热辨、伤寒用浮中沉三脉法、伤寒传足不传手经辨、结胸解、伤寒寒热论、论伤寒少阴病发热而反用药不同、论伤寒两感、伤寒合病并病论、伤寒变温热病论、温病辨、杂病诸病方法（前引）、生脉候、阴证、伤暑、急下急温及诸。《伤寒家秘的本》重点论述伤寒若干病证以及风温、湿温、风湿等病证的证治，包括补伤寒风温、湿温、风湿等病证的证治。《伤寒杀车槌法》论劫病法，制药、解药、煎药法，记载了作者独到的学术见解，并列秘验方 37 首。《伤寒一提金》为提纲性伤寒启蒙读物，包括伤寒六经病证脉辨证论治方药。《伤寒截江网》论述伤寒六经病标本论、治法、正治逆治反攻寒热辨、统论受病邪、伤寒无阴证辨、传足不传手之误，阐明伤寒有关辨证识病、病因及用药法则，并介绍男女伤寒之别。《伤寒明理续论》以成无己《伤寒明理论》五十论为基础进行了补充修改，陶氏结合自己见识增至八十五论，并提纲挈领地辨析了伤寒六经病的形、脉、证。

**2.《伤寒十书》**

《伤寒十书》又名《新刊陶节庵伤寒十书》，共十卷，现存前五卷（《伤寒治例直格》《伤寒治例直指方》《伤寒治例标本》《伤寒治例点点金》《伤寒治例段段锦》）。其中卷一为《伤寒明理续论》别本。卷二为仲景112经方。卷三为"论无伐天合之治法""伤寒治未传变论""六经变证正治之法"三大法篇、伤寒类证九十余证。卷四为五运六气、诊脉论、脉断病例、脉形相类、死脉以及《敖氏伤寒金镜录》三十六般辨视舌色法等。卷五为散论、病源、审证、辨脉、用药等四篇。

## 三、学术观点与诊治经验

### （一）学术观点和特色

陶氏精研仲景伤寒学说数十载，所著的《伤寒六书》《伤寒十书》等全面地阐述了仲景伤寒六经的病因、传变，包括望、闻、问、切方法，八纲辨证论治用药及六经病与类似杂病的鉴别等内容，尤其在伤寒类证分证、脉腹诊、特殊治疗等方面有不少创见。故明代万历年间李存济在刻《伤寒六书》序中评价陶氏说："因博求古今伤寒书，得陶氏节庵六集，如所云明理论、家秘、琐言与杀车槌、一提金、截江网者，凿乎通天地，和阴阳，调血脉，分营卫，即虚邪贼风，防之有法，临证施之，毫发不爽。"所以陶氏的这些学术观点，在浙江"伤寒学派"历史上有着重要的影响。

**1.界定仲景伤寒名称**

陶氏在《伤寒锁言》中认为：伤寒中于冬、温病中于春、暑病中于夏。他认同《难经》伤寒五分法（中风、伤寒、湿温、热病、温病），在《伤寒锁言·一提金贯珠数》中依据伤寒病因将其分为正伤寒（交霜降至春分，冬月发者，为正伤寒）、温病（交夏至后，有头疼发热，不恶寒而渴，此名温病。交秋至霜降前，有头疼发热，不恶寒，身体痛，小便短者，名温病）、热病（温病愈加热者，名热病）、非时伤寒（其春、夏、秋三时，有患头疼身热，亦有恶寒者，即是感冒非时暴寒之轻，非比冬时正伤寒之重）、劳力感寒证（其四时，有患头疼，发热恶寒，身体倦痛，骨腿酸疼，自汗出，口微渴，脉空浮大而无力，名劳力感寒证）、时疫证（其四时，有患头疼，身热恶寒，老幼相传者，名时疫证）、中暑（夏月大发热，头疼燥渴，背恶寒，微汗，脉虚无力，口齿燥者，名中暑）等名目。陶氏对时行寒疫与温暑做了类比，两者虽时月相同，都发生于春、夏、秋三时，人体的阳气盛衰规律相同，从而提出要辨其病源。知道"寒、热、温三者之殊，则用药之冷热判然矣"（《伤寒锁言·一提金贯珠数》）。陶氏又承袭张璧在《云岐子保命集论类要》卷上《辨伤寒温病》中所说的"伤寒汗下不愈而过经，其证尚在而不除者，亦温病也"的观点，认为："夫《内经》言伤寒即为热病而无寒者，语其常也。仲景之论有寒有热者，言其变也。合常与变而无遗者也。所谓道并行而不悖，而反相为用也。"（《伤寒锁言·辨张仲景伤寒论》）意思是说《内经》伤寒为热病是一种常态，仲景伤寒为应变之态，把两者有机结合起来。陶氏明辨伤寒定义，为后世明晰伤寒定义提供了有益的思路。

**2. 否定伤寒传足不传手经论**

陶氏认为"伤寒传足不传手经者，俗医之谬论"（《伤寒锁言·伤寒传足不传手经辨》），开篇予以否定伤寒传足不传手经论断，并举出此谬误的原因所在："手之六经，主于夏秋，故不伤之。足之六经，盖受伤之分境界也。若言伤足不伤手则可，以为传足不传手则不可也。况风寒之中人，先入荣卫，昼夜循环，无所不至，岂间断于手足哉。"（《伤寒琐言·伤寒传足不传手经辨》）通过阐述气血运行全身的周期规律，说明伤寒六经传足不传手之舛误。为进一步说明问题，陶氏又用五运六气学说来阐发："冬乃坎水用事，其气严寒凛冽，水冰地冻，在时则足太阳、少阴正司其令，触冒之者，则二经受病。其次则足少阳、厥阴继冬而司春令，而亦受伤，何也？盖风木之令起于大寒节，正当十二月中，至春分后方行温令，故风寒亦能伤之。足阳明太阴，中土也，与冬时无预而亦伤之，何也？紫阳朱子曰：土无定位，无成名，无专气，寄旺于四季，能终始万物。则四时寒热温凉之气皆能伤之也。况表邪传里，必归于脾胃而成燥粪，用承气汤以除去之，胃气和矣。"从现代研究伤寒六经的情况来看，陶氏的结论是符合仲景伤寒六经理论原旨意的，批判"伤寒传足不传手经"之论，可谓切合医理，符合临床实际情况。

### 3. 批驳伤寒六经传经旧说

关于六经病证的传变方式，《素问·热论》提出"日传一经"的理论，有些《伤寒论》注家依据于《内经》，认为伤寒六经传变也凿于日数，持"日传一经"，或者"越经传""循经传"等诸多说法，实际上这些说法与临床并不相符。陶氏认为，"日传一经"说对于临床是有害的，是否发生传经，怎样传经，是要根据病情表里虚实和患者体质而有不同的变化，有传一二经而止，有邪气衰不传痊愈，也有不愈再传，或有间经传，或有传二三经而止，或有始终只在一经不传，或有越经而传，甚至中经等等，不一而足，非常复杂，而不能拘泥于"日传一经"。故他毫不客气地指出，此法为"庸医执死法也"。

### 4. 补齐仲景伤寒缺温病之短

陶氏认为现存的《伤寒论》编次不全，温病部分已失传。他说："将冬时伤寒之方，通解温暑，遗祸至今而未已也。温暑必别有方，今皆失而无征也。"由于仲景《伤寒论》经方主要治疗正伤寒，而缺少治疗温热病的方剂，故他另辟蹊径，不墨守成规，创立新法，创立了很多用辛凉苦寒之法和新方剂，如羌活冲和汤（此方在九味羌活汤基础上加减，而九味羌活汤出自元代王好古的《此事难知》）、柴葛解肌汤、三黄石膏汤、黄龙汤、消斑青黛饮等新方剂。陶氏主张寒温异治，对后世叶天士、吴鞠通等创温病学说起到重要的启蒙作用，如吴鞠通说："若真能识得伤寒，不致疑麻桂之法不可以用；若真能识得温病，不致以辛温治伤寒之法治温病。"

### （二）临床诊治经验

陶氏总结了伤寒六经辨证论治规律、理法方药和鉴别诊断，对于治疗伤寒有着自己独特的诊疗方法，循仲景经方之方，尊后贤时方之变化，创制新的制方遣药方法。

### 1. 分列六经病诊治四法

陶氏在《伤寒一提金卷·一提金六经证治捷法》中，分别从"见证法""辨证法""辨脉法""用药法"四大法中，总结了六经病的诊治新范式。所谓"见证法"为阐述六经之典型证候，如阳明经证见证为目痛、鼻干不眠、微恶寒等。"辨证法"系将《伤寒论》六经与寒热表里虚实阴阳八纲结合的辨证方法，如太阳经病的辨证，如表虚自汗者，为风伤卫气，宜实表；表实无汗者，为寒伤荣血，宜发表。"辨脉法"根据脉象而分《伤寒论》六经治疗大法，如厥阴病的辨脉，脉沉实者，宜当下；脉沉迟者，宜当温。"用药法"则为六经病的治疗用药和方剂法则，如太阴经病用药法，腹满咽干，手足温，腹痛者，桂枝大黄汤；身目黄者，茵陈大黄汤；自利不渴，或呕吐者，加味理中饮，重则回阳救急汤。如此则可以"辨名定经，明脉识证，验证用药。真知在表而汗，真知在里而下，真知直中阴经而温；如此而汗，如彼而下，又如彼而温。辛热之剂，投之不差，寒凉之药，用之必当，病奚逃乎？"陶氏的六经病诊治四法是值得我们在临床上效法的。

### 2. 注重按胸腹诊法

陶氏对于仲景伤寒的四诊有独特之处，除了望目、口、舌，问诊二便外，特别注重胸腹诊，具体操作是以手按心胸至小腹，观察有无痛处，疼痛的具体部位，是否用药，用药的效果如何，等等，要一一了解清楚，临床才能方证对应，不至于出现差错。陶氏通过按胸腹的反应，如是否疼痛、是否满闷、是否胀满以及二便问诊，区别太阳病变证之结胸证、痞证、蓄血证、膀胱蓄水证以及阳明腑实证，并给予相应的对应方剂，如结胸证用大小陷胸、痞证用泻心、蓄血证用桃核承气、膀胱蓄水证用五苓，以及阳明腑实证用承气类。对于疼痛的寒热之性，陶氏以患者喜热饮还是冷饮，饮用冷饮后是否疼痛加剧作为鉴别要点，陶氏在《杀车槌法·卷之三·劫病法》中说："伤寒，腹中痛甚，将凉水一盏，与病患饮之，其痛稍可者，属热痛，当用凉药清之。清之不已，而或绕脐硬痛，大便结实，烦渴，属燥屎痛，急用寒药下之。"与仲景近衣与去衣辨阴阳证有异曲同工之妙。

### 3. 切脉以浮中沉统领

切脉是中医四诊之一，是诊断疾病的重要方法之一。《伤寒论》中涉及脉法众多，文中虽有"平脉法"和"辨脉法"，但其中表述仍较混乱，难以把握。陶氏用浮、中、沉为总纲来统伤寒诸脉。陶氏指出："诊脉须分三部九候，每部必先浮诊三候，轻轻手在皮肤之上，候脉来三动是也。中诊三候，沉诊三候，三而三之而成九候。然后知病之浅深表里，以为处治之标的。"他认为诊浮、中、沉三脉，必须仔细体认，不可造次，倘有差失，咎将归己，"若脉证不明，处方无法，狂妄行医，视人命如草芥，他日不受天殃，吾亦不信也"。如浮脉，轻按即得，治之则有一通一塞的不同，即他所谓"寒伤荣则无汗恶寒，用麻黄汤；风伤卫则有汗恶风，用桂枝汤"。又如中脉按至皮肤与肌肉间，略重按即得，为半表半里证。"治之则有二：一是长而有力，此为阳明证，有头疼眼眶痛，鼻干不得眠，发热无汗，葛根汤、解肌汤。若渴而有汗不解，或经汗过不解而渴，白虎汤，或加人参；无汗不渴，并不可服，则为大忌。二是弦而数，此为少阳经，其证胸胁痛而耳聋，或往来寒热而呕，俱用小柴胡汤加减法。若两经合病，则脉弦而长，此汤加葛根、芍药。"再如沉脉，重手按至肌肉与筋骨间方得，阴阳寒热在沉脉中分。若沉而有力，则为阳，为热；沉而无力，则为阴，为寒也。"治之亦有二：一是沉数有力，则为阳明之本，表解热入于里，恶寒头痛悉除，反觉恶热，欲揭衣被，扬手掷足，谵语狂躁，口燥咽干，五六日不大便，轻则大柴胡汤，重则三承气汤选用。二是沉迟无力，为寒，外证无热，不渴，反怕风寒，或面上恶寒甚如刀刮，或腹满胀痛，泄利，小便清白，或大小腹痛，皆为阴证，轻则理中汤，重则四逆姜附汤。"这种切脉以浮中沉统领的方法，确有执简驭繁之作用。

### 4. 擅长类比法鉴别诊断

陶氏非常擅长用类比法鉴别诊断，李中梓在《伤寒括要》中将其概括为"陶氏辨错认十六条"。如血证发黄与湿热发黄，陶氏在《伤寒明理续论·发黄》中认为，血证发黄的证候为小便自利，发黄；湿热发黄的证候为小便不利，便秘，少腹满，燥渴，怕热，发黄等。临床上可据此对两种证候的发黄进行迅速判断，不至于引起误诊误治。如狂与发狂，陶氏在《伤寒家秘的本·发狂》中认为，如狂的证候为小便自利，黑便，似狂非真狂，系瘀热在里，下焦蓄血，方用桃核承气汤，用下法；发狂的证候为真狂，少卧不饥，谵语妄笑，登高而歌，弃衣而走，逾垣上屋，骂詈不避亲疏，系重阳而狂，热毒所深，用大下法，方用大承气汤。呕吐、干呕与哕，陶氏认为："呕者，声物俱有而旋出；吐者，无声有物而顿出；有声无物，为干呕也。较之轻重，则呕甚于吐矣。盖表邪传里，里气上逆，则为呕也。大抵邪在半表半里则多呕，及里热而呕者，俱用小柴胡汤。故经云：呕多，虽有阳明证，不可攻，攻之为逆。若太阳少阳合病而呕者，黄芩加半夏汤。太阳阳明合病，当自利，若不利而呕者，葛根半夏汤。三阳发热而呕，俱用小柴胡汤。先呕后渴，此为欲解，当与水解。先渴后呕，为水停心下，赤茯苓汤。若阳明证，发热汗出，心烦痞硬，下利呕吐，大柴胡汤。若胃冷，脉沉迟，不食，小便利者，半夏理中汤加姜汁。利而见厥逆者，难治，以其虚寒之甚也。"又说："干呕者，空呕而无物出也。大抵热在胃脘，与谷气并，热气上熏，心下痞结，则有此证。太阳汗出干呕，桂枝汤，主自汗也。少阴下利干呕，姜附汤，主下利也。厥阴吐涎沫干呕，吴茱萸汤，主涎沫也，邪去呕自止。又有水气二证：太阳表不解，心下有水气，身热干呕者，微喘或自利，小青龙汤；不发热只恶寒，胁痛，咳而利，干呕者，亦水气也，十枣汤。膈上有寒饮，干呕者，属少阴，四逆汤也。"而"哕即干呕之甚者，非比干呕，则有声浊恶而长，皆有声而无物也；盖因胃气本虚，因汗下太过，或恣饮冷水，水寒相搏，虚逆而成也；又有热气拥郁，上下不得通而哕者，轻则和解疏利，重则温散；哕而腹满，大便不利，先用半夏生姜汤，次用小承气；小便不利者，猪苓汤；哕不止者，干姜橘皮汤；温病有热，暴饮冷水作哕，茅根干葛汤"。这是对看似近似、实则不同证候及病证进行类比分析，从而清晰掌握证候特征、病机、治法、方药等。

陶华

**5. 善用药对及经方**

陶氏在《伤寒证脉药截江网·卷之五·论伤寒用药法则》中指出："标本逆从之既明，五剂之药须用识。"他简化了经方药物的运用法则，善用经方和药对。如表汗用麻黄配葱白，吐痰用瓜蒂配豆豉，去实热用大黄配枳实，温经用附子配干姜。竹沥配姜汁行经络，蜜导配皂角通秘结，半夏配姜汁止呕吐，人参配竹叶止虚烦，天花粉配干葛消渴解肌，人参配麦冬、五味生脉补元，犀角配地黄止上焦吐衄，黄芪配桂枝实表间虚汗，茯苓配白术去湿助脾，枳壳配桔梗除痞满。此外，他还对药对与经方功效用简洁的文字进行归纳，以便后学易记易用。如陷胸汤开结胸，羌活冲和汤治四时感冒身疼，人参败毒散治春瘟，四逆汤救阴厥，人参白虎汤化斑，小柴胡汤和解表里，大承气汤治疗痞满燥实坚，调胃承气汤治燥实坚，小承气汤治痞而实，五苓散通利小便，理中汤、乌梅丸治蛔厥，桂枝麻黄除冬月恶寒，姜附汤止阴寒泄利，大柴胡汤治实热妄言，加减小青龙汤治咳嗽上气喘急等。

**6. 创制特色方剂**

陶氏遵从仲景伤寒六经之法，但又不拘泥于《伤寒论》经方。陶氏认为虽伤寒证候多，但立方不足，故他又补充了三十七首方，如解表方中增加了升麻发表汤、疏邪实表汤、羌活冲和汤，三阳经同治方中增加了柴葛解肌汤、柴胡双解饮、桂枝大黄汤，太阴寒证方中增加了加味理中饮，黄疸治方中增加了茵陈将军汤，少阴君火治方中增加了导赤散，太阴阳明两感治方中增加了六乙顺气汤，阳明太阴少阴合病治方中增加了如神白虎汤，三阳合病治方中增加了三黄石膏汤，伤寒谵语治方中增加了三黄巨胜汤，两感伤寒治方中增加了冲和灵宝饮，膀胱蓄血证治方中增加了桃仁承气对子，热邪入营治方中增加了消斑青黛饮，热毒入营而吐血不止治方中增加了生地芩连汤，热入营血治方中增加了加味犀角地黄汤，厥阴少阴重症治方中增加了回阳救急汤及回阳返本汤，主治刚柔二痉方中增加了如圣饮，下后痢不止而身疼痛方中增加了温经益元汤，疏肝解郁方中增加了逍遥汤，太阳少阴两感治方中增加了再造散。此外，具有攻下通便、补气养血作用的黄龙汤，具有补中益气、调和营卫作用的调荣养卫汤，具有清心泻肺、养阴利水作用的导赤各半汤，具有回阳救逆、益气生脉作用的回阳救急汤，具有生新去旧作用的当归活血汤，具有和解清热、养阴除烦功用的柴胡百合汤，还有治戴阳证的益元汤，治阳气郁遏证的升阳散火汤，治疗热结膀胱证的桂苓饮，治食积伤寒证的加减调中饮，治寒痹作痛证的加减续命汤，治天行大头病的芩连消毒汤等。这些陶氏所创制的方剂，在现代临床运用中仍是疗效显著。

### 7. 补充伤寒诊治法

陶氏补充了治疗伤寒病证的诸多诊治法，陶氏在《刹车槌法》中有20条特殊诊治方法（书中称"劫病法"）。分别是：发狂奔走，人难制伏，先于病患处生火一盆，用醋一碗，倾于火上，其烟冲鼻入内即安。腹中痛甚，将凉水一盏，与病患饮之，其痛稍可者，属热痛，当用凉药清之。直中阴经真寒证，甚重而无脉，或吐泻脱元而无脉，将好酒、姜汁各半盏，与病患服之，其脉来者，可治。舌上生苔，不拘滑白黄黑，俱用井水浸青布片，于舌上洗净后，用生姜片子时时浸水刮之，其苔自退。凡见舌生黑苔芒刺者，必死。鼻衄成流，久不止者，将山栀炒黑色，为细末，吹入鼻内，外将水纸搭于鼻冲，其血自止。热邪传里，服转药后，盐炒麸皮一升，将绢包于病患腹上，款款熨之，使药气得热则行，大便易通。吐血不止，用韭汁磨京墨呷下，其血见黑必止。热病，热邪传里，亢极无解，用黄连煎水一盏，放井中顿冷，浸青布搭在胸中，徐徐换之，待热势稍退即除。服药转吐出不纳者，随用竹管重捺内关，后将生姜自然汁半盏，热饮，其吐即止。中风，痰厥昏迷，卒倒不省人事，欲绝者，先用皂荚末捻纸烧烟，冲入鼻中，有嚏可治，随用吐痰法，将皂荚末五分，半夏、白矾各三分，为细末，姜汁调服探吐，后服导痰汤加减治之，无嚏不可治。干霍乱，不得吐者，用滚汤一碗，入皂荚末三分，盐一撮调服探吐，莫与米汤。中寒，卒倒昏迷不省者，先用热酒、姜汁各半盏灌入，稍醒后，服加味理中饮为效，如不饮酒人，只用姜汁灌之，根据法调治。这些特殊诊治法，对现代临床治疗仍具有参考作用。

**8. 采用特殊煎服法**

煎药方法对临床疗效具有重要的影响，陶氏对于煎药方法非常重视，对于特殊用药采用特殊煎药方法。如用发汗药，先煎麻黄一二沸，后入余药同煎；用止汗药，先煎桂枝一二沸；用和解药，先煎柴胡一二沸；用下药，先煎滚水，入枳实一二沸；用温药，先煎干姜一二沸；用行血药，先煎桃仁一二沸；用利水药，先煎猪苓一二沸；用止泻药，先煎炒白术一二沸；用消渴药，先煎天花粉一二沸；用止痛药，先煎白芍药一二沸；用治发黄药，先煎茵陈一二沸；用治发斑药，先煎青黛一二沸，后入余药同煎；用治发狂药，先煎石膏一二沸；用治呕吐药，先煎半夏一二沸，后入余药同煎；用治劳力感寒药，先煎黄芪一二沸；用治感冒伤寒药，先煎羌活一二沸；用治暑证药，先煎香薷一二沸；用治风病药，先煎防风；用治腹如雷鸣药，先煎煨生姜一二沸；用治湿证药，先煎苍术一二沸。其目的是提高该药的煎出率和药效。

## 四、代表性方剂

### 1. 柴葛解肌汤

柴葛解肌汤，又名"干葛解肌汤""葛根解肌汤""柴胡解肌汤"，系小柴胡汤、葛根汤、白虎汤三方加减合方，由柴胡、粉葛、黄芩、羌活、白芷、桔梗、芍药、甘草、石膏、姜、枣等药物组成，具有解肌清热的功效，主治寒郁化热，内传阳明，三阳郁热证，症见恶寒轻，身热盛，无汗头痛，眼眶疼痛，鼻干，心烦失眠，舌苔薄黄，脉浮微洪；又主治小儿解脱受风，症见小儿汗出，身热，呵欠，目赤涩，多睡，恶风，喘急。清代张秉成在《成方便读》中谓："治三阳合病，风邪外客，表不解而里有热者。故以柴胡解少阳之表，葛根、白芷解阳明之表，羌活解太阳之表，如是则表邪无容足之地矣。然表邪盛者，内必郁而为热，热则必伤阴，故以石膏、黄芩清其热，芍药、甘草护其阴，桔梗能升能降，可导可宣，使内外不留余蕴耳。用姜、枣者，亦不过借其和营卫，致津液，通表里，而邪去正安也。"现代临床研究发现，柴葛解肌汤可用于治疗上呼吸道感染、流行性感冒、支气管肺炎等呼吸系统的疾病，疗效显著，拓展了该方的临床应用范围。

### 2. 黄龙汤

黄龙汤系大承气汤加人参、当归、桔梗、姜、枣、甘草而成，主治阳明腑实，气血不足证，症见自利清水，色纯清，或大便秘结，脘腹胀满，腹痛拒按，身热口渴，神疲少气，谵语，甚则循衣摸床，撮空理线，舌苔焦黄或焦黑，脉虚等。方中以大黄、芒硝、厚朴、枳实为君，攻下热结；人参、当归益气养血为臣；生姜、大枣健脾和胃为佐；甘草调和诸药，益气和中，桔梗宣利肺气以通大肠，共为使药。诸药合用，攻补兼施，邪正兼顾之良方。现代临床上用黄龙汤治疗老年气虚肠燥型便秘、老年脓毒症合并胃肠功能障碍、阑尾炎术后肠梗阻、胸腰椎骨折术后麻痹性肠梗阻、重症急性胰腺炎患者急性胃肠损伤、稳定型心绞痛（气虚血瘀型）伴功能性便秘、新型冠状病毒肺炎严重感染伴便秘等，均有良好的疗效。

### 3. 回阳救急汤

回阳救急汤系三阴证中寒急救方，以四逆汤为基础，合加六君子汤、肉桂、麝香、五味子而成，主治寒邪直中三阴经证，病机阴寒内盛，阳微欲脱。症见四肢厥冷，神衰欲寐，恶寒蜷卧，吐泻腹痛，口不渴，甚则身寒战栗，或指甲口唇青紫，或吐涎沫，舌淡苔白，脉沉微，甚或无脉。本方以附子、干姜、肉桂辛热药为君，祛三阴阴寒；以六君子温补药为臣，温助阳气；佐以五味合人参，可以生脉；使以麝香醒脑开窍。诸药合用，具有回阳救逆生脉功效，从而寒去阳生，厥回脉复，诸证自除。现代临床上常用于治疗慢性心力衰竭、冠心病心绞痛、肺心病心力衰竭、慢性泄泻、心源性休克、急性心肌梗死合并休克、小儿肺炎、老年难治性肺炎等，疗效颇佳。

### 4. 消斑青黛饮

消斑青黛饮是由黄连、青黛、犀角、石膏、知母、玄参、生地黄、栀子、人参、柴胡、甘草组成，主治伤寒热邪传里，里实表虚，阳毒发斑，以热邪入营为辨证要点，症见身热不退，邪入营分，皮肤斑疹，色红而深，口渴烦躁，舌质红，苔干少液。方中犀角清营解毒，清心安神，凉血散瘀；生地黄清营凉血，滋阴生津；黄连泻心火，石膏清胃火，青黛清肝火，栀子清三焦之火；玄参、知母清热养阴；柴胡引邪透达肌表；人参、甘草益气和胃；姜、枣调和营卫。斑已外见，不宜再用升散，故本方使用大量寒药的同时，配用一味柴胡，清透并用，避免毒邪内陷，又加醋酸敛以防柴胡过散，又能引药入肝经血分为使药。便实者去人参，加大黄以泄热通结。现代临床上常用于治疗过敏性紫癜、斑疹等。

### 5. 柴胡百合汤

柴胡百合汤是由柴胡、人参、黄芩、甘草、知母、百合、生地黄、陈皮组成，功能和解清热，养阴除烦。主治伤寒瘥后昏沉发热，口渴，错语失神，及食复、劳复、百合等症。方以小柴胡汤以和解退热，去半夏之辛燥，加生地黄、百合、知母清热养阴除烦，陈皮理气和胃。临床可以随症加减，如咳嗽加杏仁，虚汗加黄芪、酸枣仁，胸中虚烦加竹茹、竹叶。

### 6. 当归活血汤

当归活血汤是由当归尾、赤芍、炒甘草、红花、肉桂心、干姜、炒枳壳、生地黄、人参、北柴胡、桃仁组成，具有活血化瘀之功效。主治伤寒夹血，无头痛，无恶寒，但身热发渴，小便利，大便黑，语言无伦，神志昏沉，如见鬼祟。现代临床上主要用于治疗下肢动脉硬化闭塞症、三叉神经痛、糖尿病视网膜病变、2型糖尿病周围神经病变、糖尿病肾病、血栓性静脉炎、乳腺增生病、糖尿病肢端坏疽等。

### 7. 加味导痰汤

加味导痰汤是由茯苓、半夏、南星、枳实、黄芩、白术、陈皮、甘草、桔梗、黄连、瓜蒌仁、人参组成，主治内伤七情，痰迷心窍，神不守舍。症见头痛眩晕，心惕怔忡，昏沉多卧。现代临床常用于治疗急性缺血性脑卒中、慢阻肺急性加重期（痰瘀互结证）、痰瘀阻络型颈动脉粥样硬化、肝郁痰湿型多囊卵巢综合征、冠心病心绞痛、脂肪肝、卒中后抑郁、精液不液化、格林－巴利综合征、痰湿内阻型慢性精神分裂症等。

### 8. 升阳散火汤

升阳散火汤是由人参、当归、芍药、陈皮、茯苓、白术、柴胡、麦冬、黄芩、甘草组成，主治肝热犯肺，谵语沉睡，元气虚陷，小便不利者。陶氏说："俗医不识，见病便呼为风证，而因风药误人死者，多矣。殊不知肝热乘于肺金，元气虚不能自主持，名曰撮空证。小便利者可治，小便不利者，不可治。"方中人参补气强壮，当归、芍药补血活血，麦冬滋阴，柴胡、黄芩清热解毒，白术利湿和胃，茯苓利尿镇静，陈皮、干姜理气健胃，甘草调理诸药。现代临床应用广泛，如流行性脑膜炎、化脓性脑膜炎、脑炎综合征、脑型流感、脑型疟疾、流行性出血热、各种发热、糖尿病周围神经病变、复发型口腔溃疡、慢性咽炎、鼻窦炎、痤疮、三叉神经痛、白细胞减少症、冠心病餐后心绞痛、慢性疲劳综合征、小儿过敏性紫癜性肾炎、干燥综合征等。

### 9. 三黄石膏汤

三黄石膏汤是由石膏、黄连、黄柏、黄芩、香豉、栀子、麻黄、生姜、大枣、细茶组成，具有清热解毒，发汗解表之功效。主治伤寒里热已炽，表证未解。症见壮热无汗，身体沉重拘急，鼻干口渴，烦躁不眠，神昏谵语，脉滑数或发斑。方中石膏辛甘大寒，清热生津除烦；麻黄、豆豉发汗解表，使在表之邪从外而解；黄芩、黄连、黄柏、栀子苦寒，清热泻火解毒，使三焦之火从里而泻；生姜、大枣、细茶调和营卫，益气和中。诸药相合，实为治疗表里俱热、三焦火盛之良剂。临床常用于治疗重型感冒、流行性感冒、斑疹伤寒、支气管扩张症、智齿冠周炎、红斑性肢痛症、小儿外感发热等属里热炽盛、表证未解者。

### 10. 羌活冲和汤

羌活冲和汤，原为金代医家张元素之方，出自元代王好古的《此事难知·易老解利法》，名九味冲和汤。陶氏在《伤寒六书》中易名为"羌活冲和汤"，谓"以代桂枝、麻黄、青龙各半汤，此太阳经之神药也……此汤非独治三时暴寒，春可治温，夏可治热，秋可治湿，治杂证亦有神也"。由羌活、黄芩、防风、苍术、川芎、生地黄、细辛、白芷、甘草组成。主治感冒风寒，四时时疫，症见发热恶寒，头痛，骨节烦疼，有汗或无汗，脉浮紧。方中羌活散表寒，祛风湿，利关节，止痹痛，为治风寒湿邪在表之要药，故为君药。防风祛风除湿、散寒止痛，为风药中之润剂，合以苍术发汗除湿，协助羌活散寒除湿止痛，是为臣药。细辛、白芷、川芎散寒祛风，宣痹以止头身疼痛；生地黄、黄芩清泄里热，并防诸辛温燥热之品伤津，均为佐药。甘草调和诸药为使。诸药配伍，共成发汗祛湿、兼清里热之剂。现代临床上常用于治疗感冒、急性肌炎、风湿性关节炎、偏头痛等辨证属于外感风寒湿邪，兼有里热者。

## 五、原文选释

【原文】冬气严寒，万类潜藏，君子固密，则不伤于寒。触冒之者，乃名伤寒耳。其伤于四时皆能为病，以伤寒为毒者，以其最成杀厉之气也。中而即病，名曰伤寒，不即病者，其寒毒藏于肌肤，至春变为温病，至夏变为暑病。暑病者，热极重于温也。以此言之，伤寒者乃冬时感寒即病之名。夫春温、夏热、秋凉、冬寒者，四时之正气也，以成生长收藏之用。风亦因四时之气，而成温凉寒热也。若气候严寒，风亦凛冽；天道和煦，风亦温暖。冬时坎水用事，天令闭藏，水冰地冻，风与寒相因，而成杀厉之气。人触冒之，腠理郁塞，乃有恶风恶寒之证。其余时月，则无此证也。仲景固知伤寒乃冬时杀厉之气所成，非比他病可缓，故其为言特详于此书而略于杂病也。倘能因名以求其实，则思过半矣。（《伤寒六书·伤寒琐言·辨张仲景伤寒论》）

【阐释】有关《伤寒论》中伤寒的病因，一直历来存在争议。陶氏对此认识较为透彻，认为伤寒者为冬时感寒伏寒，至春转为温病，至夏转为暑病。即将伤寒作为一切外感热病的总称，因发病时间不同而有不同名称，但后世医家对此结论有所保留。

【原文】伤寒传足不传手经者，俗医之谬论也，岂有是哉！人禀天地之气以生，请以天地间可证者言之。盈天地至大而营运者，莫如元气与水。且以有形论之，则江河湖海，溪涧沟浍，以为行水、潴水之道焉。人之充满一身，无非血气，亦有十二经脉、大小络脉、血海，以为行血、停血之隧道。风行水动，气行血流，皆自然之理也。……经云：两感于寒者，六日死。若三阴三阳，五脏六腑皆受病，荣卫不行，脏腑不通，则死矣，岂虚言哉！尝观《此事难知》曰：伤寒至五六日间，渐变神昏不语，或睡中独语一二句，目赤唇焦，舌干不饮水，稀粥与之则咽，不与则不思，六脉沉数而不洪，心下不痞，腹中不满，大小便如常，或传之十日以来，形如醉人，此热传手少阴心经也。然未知自何经而来。答曰：本太阳伤风，风为阳邪，阳邪伤卫，阴血自燥，热蓄膀胱，壬病逆于丙，丙丁兄妹，由是传心，心火自上而逼肺，所以神昏也，栀子黄芩黄连汤。若在丙者，导赤散。在丁者，泻心汤。若脉浮沉俱有力者，是丙丁中俱有热也，可导赤、泻心各半服之宜矣。此膀胱传丙，足传手经也。又谓之腑传脏也，下又传上也，表传里也。壬传丁者，乃坎传离也，名曰经传。气逆而喘者，非肺经乎？如谓不然，何仲景桂枝、麻黄二汤乃心肺药也，请试思之。（《伤寒六书·伤寒琐言·伤寒传足不传手经辨》）

【阐释】陶氏批驳了当时流行的六经传足不传手的理论，认为六经乃六个典型证型的总结，六经病并不是六条经络病这么简单。太阳病可从皮毛受（经病），也可从口鼻受（脏腑病，温病同理），是故太阳病包括了手太阴肺经病及腑病。文中"若三阴三阳，五脏六腑皆受病，荣卫不行，脏腑不通，则死矣壬病逆于丙，丙丁兄妹，由是传心，心火自上而逼肺，所以神昏"，此段话对后来叶天士温病理论中有关"卫气营血"的传变是有启发意义的。

【原文】浮：初排指于皮肤之上，轻手按之便得，曰浮。此为寒邪初入太阳阳经，病在表之标，可发而去之。虽然，治之则有二焉：寒伤荣则无汗恶寒，用麻黄汤；风伤卫则自汗恶风，用桂枝汤。一通一塞，不可同也。浮紧有力，无汗恶寒，头项痛，腰脊强，发热，此为伤寒在表，宜发散，冬时麻黄汤，春、夏、秋皆用羌活冲和汤。浮缓，有汗恶风，头项痛，腰脊强，发热，此为伤风在表，冬时用桂枝汤，余三时用加减冲和汤。腹痛，小建中汤；痛甚者，桂枝大黄汤。

中：按至皮肤之下，肌骨之间，略重按之乃得，谓之半表半里证也。然亦有二焉，盖阳明、少阳二经不从标本从乎中也。长而有力，即微洪脉也，此为阳明在经，其证微有头疼，眼眶痛，鼻干，不得眠，发热无汗，用葛根解肌汤。若渴而有汗不解，或经汗过渴不解者，用白虎汤加人参。无渴，不可服此药，为大忌。弦而数，此为少阳经脉，其证胸胁痛而耳聋，寒热，呕而口苦，俱用小柴胡汤（本方自有加减法）。或两经合病，则脉弦而长，此汤加葛根、芍药。缘胆无出入，有三禁，只宜和解表里。

沉：重手按至肌肉之下，筋骨之间，此为沉脉。亦有二焉，阴阳寒热在沉脉中分，无人知此，实秘诀耶。沉数有力，则为阳明之本，表证解而热入于里，恶寒头疼悉除，反觉怕热，欲揭衣被，扬手掷足，谵语狂妄，燥渴，或潮热自汗，五六日不大便，轻则大柴胡汤，重则三承气选用。沉迟无力，为寒，外证无头疼，无身热，不渴，初起怕寒，厥冷蜷卧，兼或腹痛吐泻，或战栗，面如刀刮，或口吐白沫冷涎，皆是阴经自中真寒证，轻则理中汤，重则姜附四逆汤温之。

伤寒至沉脉方分阴阳，仔细体认，下药不可造次，倘有差失，咎将归己。凡诊脉须分三部九候，每部必先浮诊三候，轻手于皮肤之上，候三动也；中诊三候，略重指于皮肤之下，肌肉之上，候三动也；沉诊三候，重手于肌肉之下，筋骨之上，候三动也。三三而成九候。然后知病之浅深表里，以为处治之标的，岂可忽略于脉而欲求病之所在乎？切脉谓之巧，得心应指，自然神效，有柱死者，此吾所不信也。若不明脉识证，狂妄行医，视人命如草芥，他日若不受天殃，吾亦不信也。

夫脉浮当汗，脉沉当下，固其宜也。其脉虽浮亦有可下者，谓邪热入腑，大便难也。大便不难，岂敢下乎？其脉虽沉亦有可汗者，谓少阴病，身有热也。假若身不发热，岂敢汗乎？此取证不取脉也。（《伤寒六书·伤寒家秘的本·辨脉虽浮亦有可下者脉虽沉亦有可汗者》）

【阐释】陶氏提出浮中沉三大脉象为伤寒脉象之统领，将《伤寒论》中复杂的脉象，概括得言简意赅，实属不易，可为临床提供参考。

【原文】表汗用麻黄，无葱白不发；吐痰用瓜蒂，无豆豉不涌。去实热用大黄，无枳实不通；温经用附子，无干姜不热，甚则以泥清水加葱白煎水。竹沥，无姜汁不能行经络；蜜导，无皂角不能通秘结；非半夏、姜汁，不能止呕吐；非人参、竹叶，不能止虚烦；非小柴胡，不能和解表里；非五苓散，不能通利小便；非天花粉、干葛，不能消渴解肌；非人参、麦门冬、五味，不能生脉补元；非犀角、地黄，不能止上焦之吐衄；非桃仁承气，不能破下焦之瘀血；非黄芪、桂枝，不能实表间虚汗；非茯苓、白术，不能去湿助脾；非茵陈，不能除黄疸；非承气，不能制定发狂；非枳、桔，不能除痞满；非陷胸，不能开结胸；非羌活冲和，不能治四时之感冒身疼；非人参败毒，不能治春瘟；非四逆，不能救阴厥；非人参白虎，不能化斑；非理中、乌梅，不能治蛔厥；非桂枝、麻黄，不能除冬月之恶寒，热随汗解；非姜附汤，不能止阴寒之泄利；非大柴胡，不能去实热之妄言。阴阳咳嗽，上气喘息，用加减小青龙。分表里而可汗下，此伤寒用药之大法也。(《伤寒六书·伤寒证脉药截江网·论伤寒用药法则》)

【阐释】陶氏对《伤寒论》的制方遣药进行了规律性的总结，归纳简洁明了，有利于初学者一目了然，浅显易学。

【原文】下利者，伤寒下利多属于热，热邪传里，里虚协热，亦为下利。三阳下利身热，太阴下利手足温，少阴、厥阴下利身凉无热，此其大概耳。夫自利清谷，不渴，小便色白，微寒，厥冷恶寒，脉沉迟无力，此皆寒证也。若渴欲饮水，溺色如常，泄下黄赤，发热后重，此皆热证也。寒者，理中、四逆汤；热者，小柴胡、猪苓汤。寒因直中阴经，热因风邪入胃，水来伤土，故令暴下。或温或攻，或固下焦，或利小便，随证施治，但不宜发汗耳。若汗之，便邪气内攻，复泄其津液，胃气转虚，必成胀满也。太阳阳明合病，下利，葛根汤。太阳少阴合病，下利干呕，脉实者，承气汤。太阳表未解，数下之，遂协热利，心下痞者，桂枝人参汤。太阴自利，不渴，与夫厥逆，无脉而利者，四逆汤。少阴咽痛，下利，胸满心烦者，猪肤甘桔汤。渴而自利纯清水，心下硬痛，口干燥者，此不可温，急用大承气汤下之无疑矣。伤寒，续得下利清谷，身疼痛者，急当救里，四逆汤；清便自调，急当救表，桂枝汤。下利谵语，脉沉有力，为有燥屎，急当下之，大承气汤。肠鸣腹痛，下利，脉沉迟无力，急当温之，小建中汤。寒毒下利而戴阳者，下虚也，附子理中汤。若夫下利谵语，目直视；下利厥冷，躁不眠；下利发热，厥而自汗；下利厥冷，无脉，灸之不温，脉不至者；下利一日十数行，脉反实者，皆为不治也。（《伤寒六书·伤寒家秘的本·下利》）

**【阐释】**陶氏对《伤寒论》中的下利定为多属热证，同时也对下利危重症进行探讨总结，有利于临床上对伤寒下利危急重症的重视。

## 六、医案选按

### 1. 太阳病吐血案

陶节庵治一人，伤寒四五日，吐血不止，医以犀角地黄汤、茅花汤，治而反剧。陶切其脉，浮紧而数，曰：若不汗出，邪何由解？进麻黄汤一服，汗出而愈。或曰：仲景言衄家不可汗，亡血家不可汗，而此用麻黄，何也？曰：久衄之家，亡血已多，故不可汗。今缘当汗不汗，热毒蕴结而成吐血，当分其津液，乃愈。故仲景又曰：伤寒脉浮紧，不发汗，因致衄者，麻黄汤主之。盖发其汗，则热越而出，血自止也。（《古今医案按·伤寒》）

**【按】**此证陶氏以脉浮紧，候其邪在表，认为当汗不汗，以致热毒蕴结，故吐血，治当以麻黄汤发散蕴结之热邪，热散而血止。

### 2. 伤寒阳明误治案

节庵治一壮年，夏间劳役后食冷物，夜卧遗精，遂发热痞闷。至晚，头额时痛，两足不温。医不知头痛为火热上乘，足冷为脾气不下，误认外感夹阴，而与五积散汗之，则烦躁口干，目赤便秘。明日，便与承气下之，但有黄水，身强如痉，烦躁转剧，腹胀喘急，舌苔黄黑，已六七日矣。诊其脉，六七至而弦劲，急以黄龙汤，下黑物甚多。下后腹胀顿宽，躁热顿减，但夜间仍热，舌苔未尽。更与解毒汤合生脉散加生地，二剂热除，平调月余而安。(《古今医案按·伤寒》)

【按】此案为热结于中之证，火热上乘，脾气不下。他医因其遗精且两足冷，便误以为是夹阴伤寒，而用五积散温里解表，其热更盛，出现烦躁口干、目赤便秘等，又以承气汤攻下，结果攻下伤阴，筋脉失养而身强如痉。陶氏以黄龙汤急下热结，且滋养阴津；后以黄连解毒汤加生地黄，清火解毒，滋养阴液，证情遂安。

## 参考文献

[1] 连松.陶节庵伤寒学术思想研究 [D].湖北中医药大学，2017.

[2] 沈敏南.评述《伤寒全生集》[J].浙江中医学院学报，1983，10（5）：40-43.

[3] 邢淑丽，秦玉龙.陶华《伤寒六书》及其学术思想探讨 [J].浙江中医杂志，2005，40（4）：3-5.

[4] 邓铁涛.新校《伤寒六书》评述 [J].广西中医药，1992，16（1）：34-35.

[5] 陶华.伤寒六书 [M].黄瑾明，傅锡钦.点校.北京：人民卫生出版社，1990.

[6] 沈明宗.伤寒六经辨证治法 [M].姜枫，赵纯，张慧珍，等.校注.北京：中国中医药出版社，2015.

# 徐 彬

## 一、生平简介

徐彬（1631—1703），字忠可，清代医学家，浙江秀水人。明代太仆徐世淳第三子，清代贡生，名医喻昌的弟子。据康熙二十四年《嘉兴县志·乡达·徐世淳传》载：其子"彬，廪贡，精岐黄术，多著辑，有《金匮要略》等书，善有文行上"。据徐彬在《伤寒一百十三方发明·自序》中说，其学医师从李中梓和喻嘉言，故对仲景学说颇有研究，能重视理论联系实际，援引《内经》溯本探源，博采众长，兼收并蓄，阐发仲景奥旨。在注释仲景条文中，很注重仲景学术体系中理法方药的完整性，释疑解惑补缺，析理透彻入微，对弘扬仲景学说居功甚伟。据《伤寒一百十三方发明》记载，徐氏有弟子朱靅（香城）、颜元胤（鲤庭）、俞鼎爵（右文）、胡贞（陶庵）、蒋尹（亳师）、张勋（康兴）、王廷燎（用康）、包景辰（含章）、林基（岐宗）、陈观铨（硕声）、陈孟琏（商彝）、倪敏（任元）、吴天瑞（公锡）等，其弟徐善（字敬可），侄徐弘熙（字孔瞻），子徐煜（重威）、徐煌（抑威），均业医。

## 二、主要著作

徐彬的医学著作主要有《伤寒一百十三方发明》《伤寒抉疑》《伤寒图论》《金匮要略论注》。另录其师喻昌所编的《伤寒尚论篇编次仲景原文》一卷，上述论著与喻昌的《尚论篇》四卷合编为《喻嘉言先生伤寒尚论篇全书》，撰于康熙七年（1668），现存有清康熙书林李秀芝宋诚甫刻本、日本元禄九年（1696）平安城书林博古堂刻本。

**1.《伤寒一百十三方发明》**

《伤寒一百十三方发明》，一卷，撰于康熙六年（1667），又名《张仲景先生一百十三方论》《张仲景先生伤寒一百十三方发明》《伤寒原方发明》《伤寒方论》。徐氏认为《伤寒论》经"成无己等注文，虽无大谬，然随文释文，近乎笼统，不足以启后人之悟"，故他"欲使学者触类引申，一方不止一方看"，特撰此书。该书卷首有张遂辰、仲诚、陈师锡等人的序及自序。首列"陶隐居《名医别录》合药分剂法则"一篇，制定《伤寒论》诸方中的药物剂量；次列"太阳经上中下"三篇，共载方六十七首；"阳明经上中下"三篇，共载方八首；"少阳经"一篇，载方二首；"合病、并病、坏病、痰病"等篇，载方六首；"太阴经"一篇，载方二首；"少阴经"前后篇，载方共十六首；"厥阴经"一篇，载方六首；"过经不解"一篇，载方一首；"差后劳复阴阳易病"一篇，载方五首。徐彬继承喻嘉言衣钵，极为推崇仲景之学，但认为喻嘉言《尚论篇》略于方论，原书"就证论方，不及随方析义，则有数证而合一方，或一方而治数证，猝难体认，且何以使学者因方而悟出增减之机，以通之于杂症"（《伤寒尚论篇全书·徐序》），遂选录《尚论篇》中论证大意，分注于《伤寒论》一百十三方之下，并逐方注释，阐述制方之义、适应证及病因病机，并能于方解中发挥己见，以阐析仲景立方深意，是学习研究《伤寒论》经方的较好参考书。

**2.《伤寒抉疑》**

《伤寒抉疑》，一卷，又题为"喻嘉言先生伤寒抉疑十五则"。徐氏自谓："予著《仲景一百十三方发明》告竣，偶捡简中得喻先生答问十五则，再四详释，虽吉光片羽，真稀世宝符，不敢自秘，因与诸弟子申明其说而付之梓。"（《伤寒抉疑·附录》）"先业师初以问答见授，余甚珍之，梓以供同好，不知即新安程云来先生戊子年问答也。"（《伤寒抉疑·跋》）说明《伤寒抉疑》是他在师从喻嘉言时的记录，系喻氏回答其弟子新安程云来所提出的问题。

徐彬

### 3.《伤寒图论》

《伤寒图论》，一卷，前有钱塘陈师锡识一篇，书中有"杂证十二经图""呼吸行气应脉随时历于脏腑图""脏腑本气五行所属与四季相应图"三幅，有"或问图说""伤寒杂证分主阴阳论""或问伤寒传足不传手之故及杂证初病双行继复深入手三阳之故""内伤外感阴阳或问"等论四篇。

此外，徐氏还著有《金匮要略论注》二十四卷，成书于清康熙十年（1671）。每卷列一种病证，在原文之下分列"注曰""论曰"，以明要旨。文中有注有论，注释简明，论辨精当，引经析义，见解独到，且颇重实际，故为医家称道。

## 三、学术观点与诊治经验

### （一）学术观点和特色

#### 1. 强调体系完整

张仲景原著《伤寒杂病论》，经后人整理将其拆分为《伤寒论》与《金匮要略》两个部分，而徐彬较为全面地研究仲景学说，他既著《伤寒一百十三方发明》，又著《金匮要略论注》，可见他将《伤寒论》与《金匮要略》是看成一个整体的，非常强调仲景学术体系的完整性，在研究时能将两者相互参考。如对《伤寒论》与《金匮要略》重出之方，徐氏不仅详细解释该方的理法方药，还将伤寒六经条文旁证、解释、对比、合参，将两者看作一个整体的学术思想。如徐氏认为疟病为少阳之象，寒热往来为少阳，邪在半表里。疟邪在半表里，入与阴争则寒，出与阳争则热，所以疟病寒热往来，可用小柴胡汤主治，这种用伤寒少阳证解疟证还是符合临床实际的。

#### 2. 揭示病因传变

伤寒因其所受外邪的性质不同，所以传变方式有别，而形成不同的病证。徐氏从病因、传变角度研究伤寒病证，认为风寒二邪有不同的特性，侵入人体后潜伏时间不同，发病部位也有区别。从"风为阳，为外，为上，为动；寒为阴，为内，为下，为静"的病因特性出发，对伤寒病证进行辨析。如风寒二邪均能产生发热症状，因其病因不同，发热时间也各异，中风邪的患者发热快，中寒邪的患者发热慢。若为正气不足的患者，寒邪内侵不致发热。因风邪亲上，寒邪亲下，所以不同病因会产生不同的病位。故他说"阳邪居阳分而稍高……阴邪居阴分而下"。此外，伤寒作为外感疾病是在不断地变化，并有一定的传变规律，徐氏认为伤寒病的传变，除与患者的体质有关，跟病邪的性质也有密切的联系。如伤寒病初期的表证，风邪侵入则有汗，寒邪侵入则无汗。在阳明病中，因"寒邪属阴，阴性下行，故合阳明胃中之水谷而下奔""风邪属阳，其性上行，风邪传于阳明，则有呕吐之症"。同时，由于不同病因所产生的证候，经过误治后也会形成不同的病证。如风伤卫之证候，误下后易成结胸证；寒伤营之证候，误下后易成痞证。徐氏还认为风邪、寒邪传变或误治后均能形成同一病证如蓄血证，因病因差异，其轻重也有所不同，他说："寒为阴邪，风为阳邪，伤寒蓄血较中风蓄血为更凝滞。"从病因、传变的角度剖析伤寒病证，这也是认识伤寒病证的一种途径。

### 3. 提要方义简洁

首先，徐氏对《伤寒论》所载的方剂进行了研究，阐述方义。如他在论述旋覆代赭汤时，用"以补虚镇逆为主，而兼消饮"释义，颇为简洁明了。又如四逆散虽药仅四味，但证候多有或然症，初学者不易掌握。徐氏用"盖四逆为邪壅正气，或咳、悸、小便不利，或腹痛、泄痢下重，虽上下寒热不同，总阴之不与阳通，而各自为病也"释义，提要方义。其次，他认为《伤寒论》的方剂有主方、附方之分，附方是主方变化而成，两者可互为羽翼。如柴胡加龙骨牡蛎汤，他说："仲景以柴胡和解为主治，因中满而去甘、枣，因饮而加茯苓，合姜、半夏以逐饮，因证本风因，而加桂以达表通阳，因胃热胸满微有痞意，而加大黄以清结热，然而都城震动……龙骨、牡蛎之性镇重而安神者，建匡主之元功。"以小柴胡汤作为方解基础，分析其证候、药物的差别。另外，

徐
彬

徐氏对《伤寒论》众多用药进行了辨析，颇切实用。如论芒硝时说：
"芒硝其性走下，故惟荡涤肠胃积滞，以其咸寒足以软坚去实热也。"

## 4. 创设伤寒图论

《伤寒论》的证治体系是其病机发展过程中的规律和反映，其理法方药浑然一体，井然有序。由于病机是疾病发生、发展、变化及其结局的机理，而外感疾病具有由表及里、由上及下的动态变化，从这一角度可以看出，《伤寒论》中病机的形成十分复杂，故多有证候兼夹和合病、并病等。钱塘陈师锡曾评说："微矣哉病之机也，人止一身呼吸气脉，凭于昼夜而顺行，五行递生，亦循时日而顺转。伤寒独起太阳而逆传，杂证则又不传经，而后变气，其义诚微。于是，涉略者患在学疏识浅，望洋难明；专家者患在拘守成方，忽略不讲。即有好学者，见行脉布气，传经或逆或顺，种种不一，患在多歧滋惑。"（《伤寒图论·图经小引》）有鉴于此，徐氏在撰《伤寒一百十三方发明》之后，又"学机兴勃然而又冠以三图"（同上），著成《伤寒图论》一书，设立"杂证十二经图""呼吸行气应脉随时历于脏腑图""脏腑本气五行所属与四季相应图"三幅图，帮助读者了解其内在联系。如"杂证十二经图"，重在别内外，以明传经、不传经之故，能使医者补泻无误。但要读懂此图，须使"知行度之常"，才能知传经之变，故又补"呼吸行气应脉随时历于脏腑图"。他说："盖人身之阴阳，错综互换，成交泰之功。其实天气之流于四时，感于人身，时时右旋而顺布。故呼吸行气之脉，肖人生于寅之义，而昼行阳二十五度，夜行阴二十五度，此以昼夜分阴阳也。明乎呼吸行气之图，而知此气之流行于脏腑，有其常度，非传经之谓也。"（《伤寒图论·或问图说》）由于五脏六腑经络与自然界十二时辰、二十四节气、四季、天干地支相通应，因此，徐氏再设"脏腑本气五行所属与四季相应图"。他说："其脏腑本气五行所属，如四时之递转，故春夏秋冬一年有之，一日亦有之，相应则吉，想胜则灾，此以四时合脏气也。明乎脏腑本气五行所属，随时运转之图，而知此气之配合于天时，即其相胜可以验病，非传经之谓矣。……此于祖华元化五运六气之图，而立伤寒传经、杂病不传经之图也。"（同上）受其影响和启发，现代有不少学者也开展了《伤寒论》的图解工作，相继出版了许多这方面的书籍。如四川科学技术出版社出版的《图解伤寒论》、人民卫生出版社出版的《图说伤寒论》等，简洁明了，令学习者易于掌握。

（二）临床诊治经验

徐氏从证候、症状、病因、病机以及传变等多方面阐发《伤寒论》辨证之精华，并注重鉴别，区分异同，在临床上具有一定的指导意义。

**1. 鉴别区分异同**

徐氏尤重症状、脉象、方证的鉴别，以区分异同，分辨疑似，力求使辨证更为精详。对症状的鉴别，他说："故仲景《伤寒论》中，一云少阴病，下利六七日，咳而呕渴，心烦不得眠者，猪苓汤主之；一云阳明病，脉浮发热，渴欲饮水，小便不利者，猪苓汤主之。盖前证少阴病，病在下也，后证小便不利，病亦在下也，病在下而热邪又搏结水饮于中，故必以此利水润燥为的药，所谓随其所得，不等之泛然治渴也。此治其原本法，故曰余皆仿此。"这种鉴别方法，值得效法。

**2. 类比分析证候**

证候是《伤寒论》辨证的基本单位，也是临床施方的依据。《伤寒论》记载了许多证候，这些证候之间存在着一定的联系，为此，徐氏用类比的方法进行研究。如桂枝去芍药汤证与葛根芩连汤证均是误下后的证候，二者都有脉促，徐氏指出："此方（桂枝去芍药汤）主误下而脉促胸满也，然此条之误下脉促，与用葛根芩连汤者同，而无下利不止、汗出等证，更见胸满，则阳邪仍盛于阳位。"这是同中求异。还有结胸与痞、阳明腑证的病变同在上焦，但具体部位又有不同，"观仲景治热邪内入曰陷胸，邪高在胸上也；曰泻心，邪居在心下也；曰调胃，邪竟在心下之胃也，即胸、心、胃三字了然"，说明在临床实践中辨清部位，甚属重要。再如汗与喘二种症状，徐氏认为，"假若汗出致喘，是邪气外盛所致，麻黄杏仁甘草石膏汤证也，假若喘致汗出，是里热气逆所致，葛根黄芩黄连汤证也"。这种审同辨异，对提高辨证水平，无疑是有益的。

徐
彬

### 3. 明确伤寒表里

明确《伤寒论》中的表证、里证和半表半里证，一般都是从审察发病证候、脉象等变化来辨证，而徐氏则从发病的季节来辨别差异，洵为卓识。他说："至于伤寒，此六气中之向外及内者也。今夫风寒暑湿燥火为六气，暑湿燥火，皆内外杂合而成病，唯风寒则自皮毛而入，专从外来，尤以寒统之者。盖冬寒之时，天阳全在里；夏热之时，天阳全在表；春秋之时，天阳在半表半里。阳在表，则邪不能自外入，故感暑者里证居多，即有客寒，顷刻自消，客邪不能敌天阳故也。春秋虽在半表半里，而春近于冬，故伤寒间有之；秋近于夏，故无伤寒而多疟。若冬则里实表虚，故有正伤寒，中亦有感风者，然在冬时，风必夹寒，故伤寒中虽亦有风，而病名则概之以寒也，谓其从外入内，莫有专于此者也。明乎此则，内外之辨明而表里明，杂证半表里之义亦明。"(《伤寒图论·或问图说》) 从四时变化的角度来阐发伤寒外感病，虽然最早见于王叔和的《伤寒例》，但将发病季节与表证、里证和半表半里证联系起来，徐氏为第一人。这种根据四时变化确立伤寒六经疾病体系的观点，也与"绍派伤寒"创立四时外感疾病辨证学术思想相吻合。

## 四、原文选释

【原文】原证原方，成注及参考并列，实为全书，如迳来张卿子先生《伤寒论》，业已家弦户诵。然予专刻方论，欲如《医方考》之例，俾究心伤寒者，参阅特易，无浩瀚之烦耳。余初意本欲各列仲景原证于本方之前，缘一方有数用者，或可通用者，不便专列，且是设原为喻先生《伤寒尚论》，大开聋聩。惜方论未梓，故特采其证论之意，分注各方下，别有建明，亦不敢自秘。使阅者因喻先生论证，而悟仲景立方之妙，因不佞论方，而更会仲景辨证之微。此即《左》《国》内外篇也，故单列原方药味，意在与喻先生《尚论》并行，不敢负合璧之誉。庶几西河、洙泗后先倡导之意乎? (《伤寒一百十三方发明·凡例》)

**【阐释】**此段讲述徐彬编撰《伤寒一百十三方发明》的由来与初衷，具体描述编书的设想，参考喻嘉言《伤寒尚论》格式，采取证论之意，分注各方下，领悟仲景立方之妙，体会仲景辨证论治的精微之处。

## 【原文】小陷胸汤

黄连一两　半夏半升，洗　栝楼实大者，一枚

上三味，以水六升，先煮栝楼，取三升，去滓，纳诸药，煮取二升，去滓，分温三服。

论曰：陷胸汤丸，大概为太阳误下者设也。若不因误下，则胃中未致空虚，客气何能动膈？即或有水噀、水洗为寒遏，而成寒实结胸，然而无热，则太阳之邪已去表矣。不见阳明证，是未传阳明矣，非水饮搏结而何？内未大伤，外邪亦浅，故以三物小陷胸主之。更有不因水洗所遏，而其人痰饮素盛搏邪。怕按者，表邪不甚而结在心下，中尚未虚，而脉见浮滑，故亦以小陷胸驱之。谓黄连、半夏、栝楼已足泻热散结，无取硝、黄、甘遂之犷悍，伤胸上和平之气也。仍曰小陷胸，见未难离太阳为治，特别异于泻心之治阴邪而低缓者耳。（《伤寒一百十三方发明·小陷胸汤》）

**【阐释】**本段先论述了陷胸汤丸的适应证的演变过程。由于太阳误下导致胃中空虚，寒湿抑遏，导致寒实结胸。接着寥寥几笔说明结胸与病传阳明不同，区别点在于结胸为痰饮素盛，表邪结在心下，胃中未虚，脉象浮滑，均为小陷胸汤适应证，并特别指出同泻心汤与十枣汤的区别。

## 【原文】大黄黄连泻心汤

大黄二两，味苦寒　黄连一两，味苦寒

上二味，以麻沸汤二升渍之，须臾绞去滓，分温再服。

论曰：此汤与附子泻心，又泻心汤之变法也。诸泻心汤主涤饮以驱热，此则主气之虚热矣。浮紧之脉为寒，寒为阴邪，误下入里，与内饮搏结，必硬满矣。今不硬而濡，是证非挟饮，乃外之阴邪，与身中之阴气相迎，而痞聚心下也。郁热上逆，惟苦寒可泻之，故用大黄、黄连。

徐彬

然气本轻浮，故关上脉浮，浮则易散，故不用他药以滞之，犹恐其下之不速。用甘澜水，取其轻而易下，谓气本因寒，逆郁为热，急驱使散，久留则生变也。若证有心下痞，而表未解者，亦虚气也。故表解后亦用此汤，为蠲饮补中。为泻心汤，本旨总非虚气所宜，故此特别异于诸泻心汤而为治也。（《伤寒一百十三方发明·大黄黄连泻心汤》）

【阐释】林亿按："大黄黄连泻心汤诸本皆二味，又后附子泻心汤，用大黄、黄连、黄芩、附子，恐是前方中亦有黄芩，后但加附子一味也。《活人书》本方有黄芩。"泻心汤系列方主涤饮以祛热，而此方主治气本轻浮易散之证，故以麻沸汤渍其须臾，取其治虚痞不伤正气。不用他药者，恐反而引起气机郁阻。

### 【原文】四逆汤

甘草炙，二两，味甘平　干姜一两半，味辛热　附子一枚，生用，去皮，破八片，辛大热

上三味，㕮咀，以水三升，煮取一升二合，去滓，分温再服。强人可大附子一枚，干姜三两。

论曰：大概主阴寒，尤太阴自利不渴，阴证脉沉身痛，与夫厥逆下利，脉不至者，为的对。谓太阴主水谷，病则自利，内有真寒，故不渴。凡阴证病在里，故脉沉寒，则血脉凝涩，故身痛；四肢受气于里，里寒则阳气不得宣布，故四肢厥逆而冷；更下利则益知里寒，或脉不至，则是寒极而脉伏也。故以甘草合干姜、生附，为大辛大热。经曰：寒淫于内治以辛热。此皆主纯乎阴寒者，而以此申发其阳气也。然有伤寒误下，续得下利清谷不止，身疼痛者，云急当救里，宜四逆。四逆虽专主脏寒，然有表邪未除，里寒为重者，亦当先以四逆救其里，此又用四逆汤之变通矣，凉服者，热因寒用也。（《伤寒一百十三方发明·四逆汤》）

【阐释】本文论述四逆汤救逆之方义，将其病机、治法紧密结合加以阐发，解析独到，这对指导临床用药、提高临床疗效，无疑有较大好处。

**【原文】竹叶石膏汤**

竹叶二把　石膏一斤，甘寒　半夏半升，洗，辛温　人参二两，甘温　甘草二两，甘平，炙　粳米半升，甘微寒　麦门冬一升，甘平，去心

上七味，以水一斗，煮取六升，去滓，内粳米煮，米熟汤成，去米，温服一升，日三服。

论曰：俗医不知气盛与气逆之不同，概以枳、朴伤其至高，又不知中气虚逆与火逆不同，概以生姜为呕逆仙药。试观仲景竹叶石膏一汤，则虚热之辨，泾渭了然。伤寒解后，虚羸少气，气为余热所伤，故饮食不能为肌肤也。气逆欲吐，胃弱而余邪复挟津液上逆也。故以竹叶、石膏清热，参、甘、麦冬、粳米固本，半夏散逆。盖竹叶能除新久风邪之烦热，能止喘促气胜之上冲，故以为君；合参、麦等用之，治热而无损其事，导逆而不伤其气也。若生姜可以宣偶郁之火，而不能清凝结之热；枳、朴可以下客气有余，而不能降热伤之逆，故皆不用也。至石膏一味，因能助肺气，清暑热，故有白虎汤之名。今人不察证之阴阳，热之高下，乃真畏之如虎，尤为可笑。不知伤寒之邪，皆属阳经，阳经之邪，非沉寒之药所能胜，其余邪上逆，何独不然，故必用之以清邪之原也。每见俗医不忌芩、连之苦寒，而畏石膏之辛凉，总由不知辨证耳。(《伤寒一百十三方发明·竹叶石膏汤》)

**【阐释】**徐氏批评庸医犯"虚虚实实"之错，复以竹叶石膏汤为例，结合临床，讲解方义，并运用类比方法析仲景用药之微，深得中医辨证论治之精髓。

## **【原文】甘草泻心汤**

甘草四两　黄连一两　干姜三两　半夏洗，半升　黄芩三两　大枣十二枚，擘

上六味，以水一斗，煮取六升，去滓，再煎取三升，温服一升，日三服。

论曰：此即生姜泻心汤，去生姜、人参，而倍甘草、干姜，不专治结热，而治胃虚也。既治胃虚，正宜用人参，而去之者，胃经再下，虚而加寒。急则治标，当以温之为要矣。人参能补气，而温中之力缓，且

徐彬

能壮阳,而去虚热之功亦缓,故宁去之;而倍甘草,甘草能调中,且生用则去虚热也。生姜止呕,而反去之者,复下益痞,是痞因虚而益,非因邪而益也。虚则生姜之辛未开其饮,先虚其中,故倍用干姜代之,以温胃开痞。而君之以甘草,则甘温之益,虽非人参而有恰当之妙也。中满忌甘,而此反多用甘草以除满,正《内经》所谓塞因塞用之理也。若芩、连、半、枣、甘,不过泻心汤之偏裨耳。但易一主将而三军效命,故泻心汤以此五味,为专征不易之旅耳。(《伤寒一百十三方发明·甘草泻心汤》)

**【阐释】**本文以甘草泻心汤与生姜泻心汤作为对比论述,说明其去人参、生姜,倍甘草、干姜的缘由,颇合《内经》"塞因塞用"之理,在临床有指导意义。

**【原文】**喻先生所云:从前不解阳绝为何事,不知正指津液内竭而言,即无阳之互文也。明乎津液即是阳,然则仲景何不竟言津液亡,而必言阳绝?且有时不曰无津液,而曰无阳?津液与阳是一是二,可得闻与?曰:人身中阴阳,刻刻相环周,是故昼则阴并于阳而为寤,夜则阳并于阴而为寐。其寐也,阴气上腾,阳不主用,故人于天明时,有口干舌燥,如木之皮者,晨起则津液如故。盖人坐则阳上阴下,卧则阴上阳下,天明时阳欲动而阴不退,故阴火盛而发燥也。然阳气有余之人,阴虽升而阳足以济之,所留之阴,非燥火也,故口不干。阳气不充之人,则所升之阴,为煤旱之气,故干燥特甚。治之以滋阴药不能愈也,必于滋阴药中兼升阳补气,然后气嘘润生,此东垣补中益气汤为治火之圣药也。门人又问曰:《内经》云,阴精所奉其人寿,今阴气上升而反口燥咽干,然则阴气不欲其奉与?曰:《内经》明云阴精所奉其人寿,阳精所降其人夭,以常理言之。水火取其既济,阴奉阳降,何不可乎?而云阴精奉则寿,阳精降则夭,似乎但欲阴之升,而不欲阳之降?子能审此,正可悟阳绝津亡之说矣!盖人之一身,虽阴阳相维,以阳为主,阳常主倡而阴常主随,故阳能为主,而阴更辅之,则柔顺中正,为无疆之休,故曰阴精奉则寿。若阳不能为主,则浊阴且乘之而为病。亢龙有悔，岂能胜腆膹郁之阴？故曰阳精降则天。所谓阴之精，乃有余之阴气，非浊阴之比也。浊阴乃厥气上逆，非奉也。所谓阳之精，乃清静光明之天气，非陷下之燥气也。燥气则为亢悔，而非阳和矣。此之所奉、所降，乃言阴阳之至精，而非止既济之理也。所以补血必先补气，而人贵知七损八益之道耳。若天明口燥，正阳精所降之理。谓阳不能主用，而浊阴宜退不退，以乘阳位耳。然天明时，不过阴阳升降之常，而能谓燥烁若此，况伤寒以极盛之客热，而清阳之气，有不为所伤者乎？清阳伤而浊阴炽津为之燥，谓之阳绝可，谓之亡津液亦可，谓之无阳亦可，此相因之理，又何疑哉！（《伤寒抉疑·徐彬忠可氏识》）

【阐释】本文是徐彬所记录其师喻嘉言与门人的问答，论述《伤寒论》中津液与阳气的关系。阴津与阳气作为仲景学术体系中的重要概念，文中提出阴津即是阳气的观点，为阐明仲景《伤寒论》中阴津与阳气的实质，进一步探究阴津与阳气的关系提供了参考。

## 五、医案选按

### 1. 痹案

余治一久湿挟风痰者，身痛而痹，饮食不进，以苓、半、苏、朴、薤白、瓜蒌辈，二剂愈。湿虽不可下，痰滞宜清也。（《金匮要略论注·甘草附子汤证》）

【按】脾胃受损，脾主运化，中焦不足，运化无权，聚湿生痰，痰浊内生，又兼风入增劲，风湿相搏，以致骨节疼痛而成痹。湿胜之证，故治当散湿之法湿。方中用茯苓、半夏健脾化痰，半夏、厚朴燥湿化痰，配苏子行气，薤白、瓜蒌化痰散结，痰开络通而沉疴速起。考虑患者因病程日久，方中尚可加当归、川芎等活血化瘀之品。

### 2. 黄疸案

予治一黄疸，百药不效，而垂毙者，见其偏于上，令服鲜射干一味斤许而愈。又见一病偏于阴者，令服鲜益母草一味数斤而愈。（《金匮要略论注·桂枝加黄芪汤证》）

【按】用鲜射干、鲜益母草治疗黄疸，别具心裁。据现代药理研究表明，射干和益母草均有明显的抗炎、抗病毒作用，临床用于治疗病毒性肝炎、肝硬化等，疗效较佳，值得进一步研究。

## 3. 鼓胀案

予友乐天游黄疸，腹大如鼓，百药不效，用猪膏四两，发灰四两，一剂而愈。仲景岂欺我哉。（《金匮要略论注·猪膏发煎》）

【按】猪膏发煎用以治疗黄疸湿热化燥之证，即徐彬所谓"此为黄疸之谷气实者设也"。方中猪膏补津液，消枯燥，通秘结；乱发消瘀血，散结滞，利小便。二药合用，使胃肠津液充足，气血流畅，大便通调，黄从小便而去。黄疸在转入慢性病过程中，往往表现为"肝郁脾肾气血虚"，故可施用该方。

### 参考文献

[1] 徐忠可.金匮要略论注.[M].邓明仲，张家礼.点校.北京：人民卫生出版社，1993.

[2] 高飞.《伤寒方论》作者考 [J].中医杂志，1987，28（3）：68-69.

[3] 沈敏南.《伤寒方论》评述 [J].中医研究，1989，2（3）：16-17.

[4] 楚海波，刘书琴.浅谈《金匮要略论注》之注释特色 [J].国医论坛，1996，11（2）：40-41.

[5] 不著撰人.伤寒方论 [M].北京：中医古籍出版社，1984.

[6] 李昕.《金匮要略论注》的文献研究 [D].山东中医药大学，2009.

# 柯 琴

## 一、生平简介

柯琴（生卒年不详），字韵伯，号似峰。清初医学家，浙江慈溪人，后迁居虞山（今江苏常熟）。《清史稿》载其："博学多闻，能诗古文辞，弃举子业，矢志医学。家贫游吴，栖息于虞山，不以医自鸣，当世亦鲜知者。"他的"以方名证、因方类证"的作法较切临床实用，对后世研究《伤寒论》颇有影响。生平事迹不详，仅知其业儒而兼治医，后客死虞山。曾校正《内经》，著有《内经合璧》一书，已佚。代表作为《伤寒来苏集》八卷。

## 二、主要著作

《伤寒来苏集》，包括《伤寒论注》《伤寒论翼》《伤寒附翼》三部伤寒著作。其中《伤寒论注》四卷，成稿于康熙八年（1669），柯氏基于"仲景之六经为百病立法，不专为伤寒一科"，对《伤寒论》原文逐条逐句加以研究、校正。编法上的特点是"以证为主"，如麻黄、桂枝、白虎、承气汤证等，各以相关条目归纳类聚，柯氏予以阐析、注疏，条理比较清楚，并能充分发挥个人见解。《伤寒论翼》两卷，成稿于康熙十三年（1674）。柯氏对前人编集、校注、整理《伤寒论》持有不同见解，认为："伤寒、杂病治无二理，咸归六经之节制。六经中各有伤寒，非伤寒中独有六经也。"因此，柯氏于上卷列论伤寒大法、六经、合病以及风寒、温暑、痉湿等证，并附平脉法；下卷纲领性地叙述六经分证。书末附制方大法，为《伤寒论》辅助读物之一。《伤寒附翼》两卷，专论《伤寒论》方，在不同程度上结合病因、病理及脉证阐述方义及其适应证。可供研究《伤寒论》方剂参考。

## 三、学术观点与诊治经验

### （一）学术观点和特色

#### 1. 六经实质创新说

柯氏在《伤寒来苏集·伤寒论翼·六经正义》里提出伤寒六经实质研究之新理论，否定六经经络说和六经气化说，形成独树一帜的《伤寒论》六经"地面"新说，并将其运用于临床。柯氏提出伤寒六经，非六经经络线，而是分六区地面，在人体上比经络的分布要广得多。柯氏用列国比喻六经，对六经地面进行精准界定。具体分布为：三阳地面定位在腰以上，心为三阳夹界之地，三阳主外而本在里。其中太阳地面内由心胸，外自颠顶，前至额颅，后至肩背，下及于足，内合膀胱，统领营卫，主一身之表证，如近边防御敌国；阳明地面内自心胸至胃及肠，外自头颅，由面至腹，下及于足，犹如最近攻防抵抗敌国；少阳地面由心至咽，出口颊，上耳目，斜至颠，外自胁，内属胆，像京畿一样为枢纽。三阴地面定位为腰以下，与之对应，腹为三阴夹界之地。三阴主里，而不及外。太阴地面自腹由脾及二肠肛门；少阴地面自腹至两肾及膀胱尿道；厥阴地面自腹由肝上膈至心，从胁肋下及于小腹宗筋，通行三焦，主里证，比喻近京夹辅之国。后世"绍派伤寒"的代表人物俞根初受到六经"地面"说的理论启发，提出"六经形层六经实质说"的观点。他在《通俗伤寒论·伤寒要义》篇中认为，人体上下、内外形层为六经实质，六经实质是六经经脉、皮毛、腠理、肌肉、四肢、筋膜、血脉及脏腑均应在六经形层之中，从而建立了"六经形层说"，继承和发展了六经理论，形成独具特色的学术思想。近代恽铁樵提出"六经六界

伤寒学派

说"，认为六经即是六界，六界即为病理状态下的划分。在柯氏"六经地面说"后，后世都有进一步发挥，影响深远。

柯氏对六经实质从《内经》三阴三阳经开阖枢学说出发，持经络、脏腑、五运六气理论进一步阐述了六经之气运行之道，甚合临床旨要。柯氏在《伤寒来苏集》中细化了《内经》三阴三阳的"开阖枢学说"，例如柯氏说明少阳枢机特点为："少阳居半表半里之位，仲景特揭口苦、咽干、目眩为提纲，奇而至当矣。盖口、咽、目三者，不可谓之表，又不可谓之里，是表之入里、里之出表处，所谓半表半里也。三者，能开能阖，开之可见，阖之不见，恰合枢机之象。"在阳明病篇中，柯氏认为阳明病以阳经阖病为主，不大便、不小便、不能食，食难用饱，初欲食，反不能食都是阳明阖病。自汗出，盗汗出，表开而里阳明阖病，反无汗，内外皆阳明阖病。这是柯氏对三阳经开阖枢病变认识，柯氏对伤寒三阴经开阖枢病变也有精彩描述，如他在《伤寒来苏集》厥阴篇中指出："太阴主开，本自利而下之，则开折，胸下结硬者，开折反阖也。厥阴主阖，气上逆而下之，则阖折，利不止者，阖折反开也。按两阴交尽，名曰厥阴。"把厥阴阖病描述得非常详细。柯氏对"少阴枢病"也有深刻的认识，少阴病或咳、悸、腹中痛、欲吐而不得吐、欲寐不得寐、小便不利等六个之多的或然症，就是枢兆；少阴病易于脏病传腑，成少阴病大承气汤证；寒病变热，成少阴热化的黄连阿胶汤证。这种病机变易，就是枢象。猪苓汤五味药润下为少阴枢机方剂。

此外，柯氏还糅合了脏腑、经络开阖枢学说、气化学说互相印证来解释六经病变化。如对《伤寒论》263条"少阳之为病，口苦、咽干、目眩也"，柯氏注释："苦、干、眩者，皆相火上走空窍而为病也。……少阳经络，萦于头目，循于胸中，为风木之脏，主相火。风中其经，则风动火炎，是以耳聋、目赤、胸满而烦也。耳目为表之里，胸中为里之表，当用小柴胡双解法。或谓热在上焦，因而越之，误吐者有矣；或谓釜底抽薪，因而夺之，误下者有矣；或谓火郁宜发，因而误汗者有矣。少阳主胆，胆无出入，妄行吐、下，津液重亡。胆虚则心亦虚，所生者受病，故悸也；胆虚则肝亦虚，腑病及脏，故惊也。上条，汗后而烦，因于胃实；此未汗而烦，虚风所为。上条，烦而躁，病从胃来；此悸而惊，病迫心胆。上条言不可发汗，此言不可吐、下，互相发明，非谓中风可汗，而伤寒可吐、下也。此虽不言脉，当知弦而浮矣。不明少阳经脉，则不识少阳之中风；不辨少阳脉状，不识少阳之伤寒。"柯氏这种用开枢阖学说、气化学说、脏腑辨证、经络理论对六经实质进行综合讨论，为后世医家提供了有益的探索方向。

### 2.六经为百病立法

王叔和将伤寒、杂病分为二书，可知王氏认为六经是专为外感病而设，故后世有"外感法仲景，内伤法东垣，杂病用丹溪"之说。其间虽有人指出此书系伤寒杂病合论，但积习既成，和者甚寡，历代医家多持"以《伤寒》论外感，《金匮》治杂病"的观点。柯氏提出六经为百病立法，外感杂病都可从六经辨证论治。他在《伤寒论翼》中认为，仲景《伤寒杂病论》并没有把伤寒、杂病分成两本书。柯氏指出凡条中不冠伤寒条文，就是杂病。仲景提出三阴三阳病提纲条文，并不是独为伤寒设，如太阳篇太阳病之提纲，并不是专为太阳伤寒或中风病所设，同样可以运用于中暑、温病、湿痹，甚至包括痞满、结胸、脏结、黄疸、热入血室、谵语如狂等杂病。所以伤寒中有杂病，伤寒杂病合参方为正道。此外，《伤寒论》很多经方，确非伤寒一证所专有。如柯氏常用桂枝汤类经方治疗内伤发热、虚疟、虚痢、痹症、心悸、咳喘、自汗、盗汗等杂病，麻黄汤类经方治疗皮肤瘙痒、水肿、咳喘、痹症等杂病。葛根汤类经方治疗哮喘、痉病、下利、胸痹等杂病。大、小青龙汤治疗咳喘、痰饮、痹症、腹满、下利、消渴、干呕、噎膈等杂病。所以，柯氏认为《伤寒论》经方可以通治百病。

柯氏在文中还提出，世人都不明白仲景外感杂病合论的良苦用心，在于关键节点如何辨阴阳表里寒热虚实八纲之不同。如他对于《伤寒论》脉象的认识，就是典型八纲辨证论治思维。他说："寸口脉，浮为在表，沉为在里，数为在腑，迟为在脏。寸口，兼两手六部而言，不专指右寸也。上古以三部九候决死生，是遍求法；以人迎、寸口、跌阳辨吉凶，是扼要法。自《难经》独取寸口，并人迎、跌阳不参矣。然气口成寸，为脉之大会，死生吉凶系焉，则内外脏腑之诊，全赖浮、沉、迟、数为大纲耳。浮、沉是审起伏，迟、数是察至数，浮、沉之间，迟、数寓焉。凡脉之不浮不沉而在中，不迟不数而五至者，谓之平脉，是有胃气，可以神求，不可以象求也。若一见浮、沉、迟、数之象，斯为病脉矣。浮象在表，应病亦为在表，浮脉虽有里证，主表其大纲也；沉象在里，应病亦为在里，沉脉虽或有表证，主里其大纲也。数为阳，阳主热，而数有浮、沉，浮数应表热，沉数应里热，虽数脉多有病在脏者，然六腑为阳，阳脉营其腑，则主腑其大纲也；迟为阴，阴主寒，而迟有浮、沉，浮迟应表寒，沉迟应里寒，虽迟脉多有病在腑者，然五脏为阴，而阴脉萦其脏，则主脏其大纲也。脉状种种，总赅括于浮、沉、迟、数。然四者之中，又以独浮、独沉、独迟、独数为准则，而独见何部，即以何部深求其表里脏腑之所在，病无遁情矣。"如何做到标本先后缓急后，运用汗、和、下、吐、温、清、消、补常法与变法，大道至简，用仲景六经辨证统百病才为正道。

柯氏反对在诸病名目上寻枝叶，而应在六经上求根本，主张厘清脉证异同，寒热虚实，使治病者只在六经下手，伤寒杂病，治无二理，咸归六经节制。他说："明六经地形，始得握百病之枢机。详六经来路，乃得操治病之规则。"这就为《伤寒论》方治百病提供了理论依据，从而对指导医者拓展经方临床应用范围起到了推动作用。清代伤寒大家俞根初在《通俗伤寒论》赞同柯氏观点："六经钤百病，是为确定之总诀。"包括叶天士的《临证指南医案》、吴瑭《温病条辨》都有同样观点。

柯氏既用六经"地面"说新理论扩展丰富六经辨证理论，又用六经治百病扩大了六经辨证论治的应用范围，对于后人对仲景理论学习运用不无裨益。

### 3. 阴阳为六经总纲

柯氏学宗《灵》《素》，对于《内经》和仲景《伤寒论》均有深刻研究，曾著有《内经合璧》一书，惜已亡佚。他认为："仲景治法，悉本《内经》，先圣后圣，其揆一也。"仲景《伤寒论》也是以阴阳作为六

柯琴

经总纲。故他在《伤寒来苏集·伤寒总论》中首先将《伤寒论》第 7 条"病有发热恶寒者发于阳也，无热恶寒者发于阴也"原文作为总论卷首。在随后备注里，柯氏给予作为本书总纲的原因："无热，指初得病时，不是到底无热。发阴，指阳证之阴，非指直中于阴。阴阳指寒热，勿凿分营卫经络。按本论云：太阳病，或未发热，或已发热。已发热，即是发热恶寒；未发热，即是无热恶寒。斯时头项强痛已见，第阳气闭郁，尚未宣发，其恶寒、体痛、呕逆、脉紧，纯是阴寒为病，故称发阴，此太阳病发于阴也。又阳明篇云：病得之一日，不发热而恶寒。斯时寒邪凝敛，身热恶热，全然未露，但不头项强痛，是知阳明之病发于阴也。推此，则少阳往来寒热前，但恶寒而脉弦细者，亦病发于阴，而三阴之反发热者，便是发于阳矣。"接着柯氏将《伤寒论》第 8 条"发于阳者七日愈，发于阴者六日愈，以阳数七、阴数六，故也"原文作为总论第二条，接着解释说："寒热者，水火之本体；水火者，阴阳之征兆。七日合火之成数，六日合水之成数，至此则阴阳自和，故愈。盖阴阳互为其根。阳中无阴，谓之孤阳；阴中无阳，便是死阴。若是直中之阴，无一阳之生气，安得合六成之数而愈耶？《内经》曰其死多以六七日之间，其愈皆以十日以上，使死期亦合阴阳之数。而愈期不合者，皆治者不如法耳。"最后柯氏对阴阳的关系做了精彩讲解："阴盛极而阳生，阳盛极而阴生，阴阳之相生，正阴阳之相得，即阴阳之自和也。然此指病在一二日愈者言耳，如六七日愈者，则六经各以主时解，是又阳主昼而阴主夜矣。""本论所称发热恶寒发于阳，无热恶寒发于阴者，是阴阳之别也。阳病制白虎、承气以存阴，阴病制附子、吴萸以扶阳，外者用麻、桂以治表，内者用硝、黄以治里，其于表虚里实，表热里寒，发表和表，攻里救里，病有浅深，治有次第，方有轻重，是以定其中外，各守其乡也。太阳阳明并病，小发汗，太阳阳明合病，用麻黄汤，是从内之外者，治其外也；阳明病，发热汗出，不恶寒，反恶热，用栀子豉汤，是从内之外者，调其内也。发汗不解，蒸蒸发热者，从内之外而盛于外，调胃承气，先调其内也；表未解而心下痞者，从外之内而盛于内，当先解表，乃可攻痞，是先治其外，后调其内也。"

综上所述，柯氏在《伤寒来苏集》中以阴阳为纲，对症状、部位、脉象、病机、治法与方药做了有益的探讨，方便后世对六经理解纲举目张，通解六经辨证论治精髓。

### 4. 六经皆有合并病

所谓仲景伤寒六经中的合病，是指二经或三经同时受邪，起病即同时出现二经以上的主证；六经中的并病，是指伤寒一经证候未解，而另一经证候已见。所以伤寒六经合病、并病结果都是患者出现二经以上的病变。柯氏对于六经合病、并病，不是孤立去看待，而是认为它们紧密相连，不可分割，需要互为参考，才不至有所遗漏。他说："病有定体，故立六经而分司之；病有变迁，更求合病、并病而互参之。此仲景立法之尽善也。"当然，柯氏并不因为合病、并病的高度相连性，就忽视了合病与并病的不同点，即他所谓："并病与合病稍异者，合则一时并见，并则次第相乘。"其中的差异，柯氏通过六经地面说予以说明，如太阳地面最大，内邻少阴，外邻阳明，以太阳与阳明、少阳脏腑经络之气相贯，传化最易。

仲景在《伤寒论》中论述伤寒三阳经的合病、并病为多，而对三阴经的合病、并病未见阐述。柯氏创造性地提出三阴合病理论，洵为卓识。他说："阴与阴合，不合于阳，即是三阴合病，则不发热而吐利厥逆，为四逆证也。"四逆乃阳气衰微，阴寒内盛所致，四肢为诸阳之末，阳气不足，阴寒内盛则阳气不能敷布，以致手足厥逆；寒盛于内，脾肾俱虚，故吐利并作；寒邪深入于里，脾肾阳虚，则见下利清谷；阳虚不能温运全身，故见恶寒；阳气虚衰，不能鼓动血液运行，故见脉沉微。此时阳气虚，阴寒盛，非用大辛大热之药，不能振阳气以祛寒邪。故四逆汤以附子大辛大热，温发阳气，祛散寒邪为主药；辅以干姜温中散寒，协助附子加强回阳之力；佐以甘草温养阳气，并能缓和姜、附之过于燥烈，共成回阳救逆之剂。此外，柯氏还认为，表里阴阳二经之间虽无合并之名，但有合并之实。他说："夫阴阳互根，气虽分而神自合。三阳之底，便是三阴；三阴之底，便是三阳。"例如《伤寒论》云："少阴病，始得之，反发热、脉沉者，麻黄附子细辛汤主之。"少阴病的基

柯琴

本脉证是脉微细，但欲寐。本不发热，今始得少阴病而发热，所以称为"反发热"。一般来说，发热是为太阳表证，但太阳病应脉浮，现却为沉脉，沉脉为少阴里证，但少阴病应无热恶寒，而今发热，似有不当。合而参之，知是少阴兼太阳表证，亦即后世所谓少阴与太阳两感证。治疗时既不同于太阳和少阴，但又不离乎太阳和少阴。故选用麻黄附子细辛汤两解表里。因邪在表，故用麻黄以发之；少阴阳虚，故用附子以温之；更以细辛内散少阴之寒，外解太阳之表。三味同用是在温经助阳之中以微微发汗，从而达到既散外感之风寒，又固护里阳，以免阳气随汗外泄，而有亡阳之虑。柯氏通过临床实践，认识到阴阳错杂、虚实互见、两经同病者，确实不少见。证之临床各种疾病，真正符合六经中各个证候群的典型病例较少，而以六经合并病所造成的复杂病例为多，不能片面地认为某经只能出现某证。因此，必须根据病情的合并变化，灵活运用。

柯氏精研伤寒，深得仲景辨证立法之精妙，在自己临床实践的基础上认识并明确提出三阴病以及阴经与阳经之间的合病、并病的存在，是对仲景学说的阐述和发挥。柯氏对合病、并病的理解，来源于自身临床实践，虽与《伤寒论》原意略有不同，但为识别复杂的病证提供了有力的依据，并为后世医家所证实。

**5. 以方类聚病证**

柯氏汇集《伤寒论》寒热诸证，各以类从，共分为38证候群，隶于六经之下。除痉湿暍证、热厥利证、阴阳易证外，全部以方剂名证。无论是辨证还是论方，都以释仲景文为中心，明大论义为己任，并非简单的方论。柯氏在总纲后，根据仲景论中太阳脉证、阳明脉证、少阳脉证、太阴脉证、少阴脉证、厥阴脉证的顺序予以展开，然后以汤证名篇类证：太阳脉证下有桂枝汤证、桂枝汤证附、麻黄汤证、葛根汤证、大小青龙汤证、五苓散证、十枣汤证、陷胸汤证、泻心汤证、抵当汤证（包括抵当汤、抵当丸、桃仁承气汤证）、火逆诸证、痉湿暑证（包括桂枝附子汤、桂枝附子去桂加白术汤、甘草附子汤）。阳明脉证下有蜜煎方证、猪胆汁方证、栀子豉汤证（包括栀子豉汤、栀子甘草豉汤、栀子生姜豉汤、栀子干姜汤、栀子厚朴汤、栀子柏皮汤）、瓜蒂散证、白虎汤证（包括白虎加人参汤）、茵陈蒿汤证、承气汤证（包括调胃承气汤、大承气汤、小承气汤）。少阳脉证下有柴胡汤证（包括小柴胡汤、柴胡桂枝汤、柴胡桂枝干姜汤、柴胡加龙骨牡蛎汤、大柴胡汤）、建中汤证、黄连汤证、黄芩汤证。太阴脉证脉下有三白散证。少阴证脉下有麻黄附子汤证（包括麻黄附子细辛汤、麻黄附子甘草汤）、附子汤证、真武汤证、桃花汤证、四逆汤证、吴茱萸汤证、白通汤证（包括白通汤、白通加猪胆汁汤）、黄连阿胶汤证、猪苓汤证、猪肤汤证、附咽痛诸方（包括甘草汤、桔梗汤、半夏散、苦酒汤）、四逆散证。厥阴脉证下有乌梅丸证、白头翁汤证、热厥利证、复脉汤证（包括炙甘草汤）、阴阳易证等。在方证类聚集后，有些方证还有类方聚集，形成新的方证群，如泻心汤类门下分别有生姜泻心汤、甘草泻心汤、半夏泻心汤、干姜黄连黄芩人参汤、大黄黄连泻心汤、附子泻心汤、赤石脂禹余粮汤、旋覆代赭石汤证等八类。又如四逆汤证包括四逆汤、通脉四逆汤、麻黄升麻汤、当归四逆汤、当归四逆加吴茱萸生姜汤、茯苓四逆汤、干姜附子汤证等七类。这种以证分类，接着以方类证的聚集方法，使全书脉络分明，形成一个逻辑完整的整体。正如柯氏本人所言："起手先立总纲一篇，读此便知本经之脉证大略矣。每篇各标一症为题，看题便知此方之脉证治法矣。""以证名篇，而以论次第之，虽非仲景编次，或不失仲景心法。""是篇以症为主，故召集六经诸论，各以类从，其症是某经所重者，分列某经……其有变证化方。"柯氏这种对仲景伤寒研究方法，是值得后世之人学习和继承的。

**6. 阐明制方大义**

柯氏通过六经病名、病证、病机、病情四合为一以释明方义。这种阐释方义的方法主要可概括为：方证辨证法、病证类比法及以法统方法。

（1）方证辨证法：柯氏认为仲景所制定的方剂，因症而设，而非因经而设，见此症用此方，而非后人理解的分经络制方。他在《伤寒论翼》卷下"制方大法"中将制方者分为三类：粗工（因名立方者）、中工（据证定方者）及良工（于证中审病机察病情者）。所有的疾病都有病名、病证、病情、病机等，仲景伤寒制方，不拘泥于病名、病证，而应该只求切当的病证，知其病机得其病情，医不执方，随手拈来，切中病机。柯氏还特别反对"死方死法"，不知变通，抓不住病机要害。他在《伤寒论翼》首卷文中指出："今谈仲景方者，皆曰桂枝汤治中风，不治伤寒；麻黄汤治伤寒，不治中风。不审仲景此方主何等证，又不审仲景何证用何等药，只在中风、伤寒二证中较量，青龙、白虎命名上敷衍，将仲景活方活法为死方死法矣。"柯氏举例说："麻黄证热全在表，桂枝之自汗，大青龙之烦躁，皆兼里热。仲景于表剂中，便用寒药以清里。自汗是烦之兆，躁是烦之征，汗出则烦得外泄，故不躁，宜用微寒酸苦之味以和之；汗不出则烦不得泄，故躁，宜用大寒坚重之品以清之。夫芍药、石膏是里药入表剂，今人不审表中有里，因生疑畏，当用不用，至热并阳明，而斑黄狂乱发矣。是不任大青龙之过也。仲景于太阳经中用石膏以清胃火，是预保阳明之先着；加姜、枣以培中，又虑夫转属太阴矣。"可见柯氏认为仲景立方精而不杂，抓住以六方为主的重点，其他方就可加减灵活运用。这六种包括：汗剂（皆本桂枝）、吐剂（栀豉）、攻剂（承气）、和剂（柴胡）、寒剂（泻心）以及温剂（四逆）。以此类推为一百十三方。此外，柯氏认为，六经各有主治经方与他经可以互相通用，前提条件是切当的病证，知其病机得其病情才能互相通用。为了阐明自己的观点，柯氏文中举了很多例子，如真武汤为少阴水气设，也可用于太阳病汗后亡阳情况。四逆汤为太阴下利清谷设，但太阳证脉反沉者也可以用。五苓散为太阳病消渴水逆证设，阳明病饮水多者也可以用。猪苓汤为少阴下利设，阳明病小便不利者也可以考虑用。抵当汤为太阳瘀血在里设，阳明病蓄血也可以用。瓜蒂散为阳明胸中痞硬而设，少阴病温温欲吐者也可以用。所以柯氏总结为"有是证便用是方，不可拘泥"。

（2）病证类比法：柯氏从病名、病证、病机三方面进行类比，解析经方之义。一是以病类比法：是以不同六经病、不同经方来类比求同。如柯氏举例少阳病主方小柴胡汤与少阴病主方黄连阿胶汤。少阳为枢，少阴亦为枢，故皆主半表半里证。少阳为阳枢，归重在半表，故以口苦、目眩为提纲，而不及胸胁痛硬；少阴为阴枢，其欲寐不寐，欲吐不吐，亦半表半里证，虽有舌干、口燥等，而不入提纲，归重在半里。少阳病与少阴病是两种疾病，小柴胡汤、黄连阿胶汤是不同的方剂，经柯氏阐释，探得阳枢（少阳）、阴枢（少阴）共同之处。二是以证候类比法：是用证候相同的不同方剂来进行类比。柯氏举例两解表里经方，小青龙汤、小柴胡汤均为两解表里经方，小青龙汤重在里证，小柴胡汤重在表证。小青龙汤加减，麻黄可去；小柴胡汤加减，柴胡独存。所以小青龙汤重在半里水饮，小柴胡汤重在半表热。还有同为治水饮证，汗法温剂小青龙汤，治伤寒未解水饮；引而竭之寒剂十枣汤，治中风已解水饮。这种证候类比法，对阐发经方旨义，理解仲景立之法大有裨益。三是以病机类比法：是用相同六经病机的不同经方进行类比释方义的方法。如虽同为少阴病机，但经方不同。柯氏说："少阴病二三日，心中烦不得卧者，病本在心，法当滋离中之真火，随其势之润下，故君黄连之苦寒以泄之。四五日小便不利，下脓血者，病本在肾，法当升坎中之少火，顺其性之炎上，故佐干姜之苦温以发之。此伏明之火，与升明之火不同。少阴心烦欲寐，五六日欲吐不吐，自利而渴，小便色白者，是下焦虚寒，不能制水，宜真武汤，以温下焦之肾水；下利六七日，咳而呕渴，心烦不眠，是上焦虚热，水津不布，宜猪苓汤，以通上焦之津液。"这种以病机类比的方法，对阐释仲景伤寒经方，可以切中病机，对于现代方剂学研究与发展是有推动作用的。

（3）以法统方法：柯氏明仲景制方之理，亦颇精辟。《内经》创大、小、缓、急、奇、偶、复七方，柯氏在《伤寒论翼》中专题论述了制方大法，成功地将《内经》治法理论和仲景经方互印证。他说："仲景穷七方之变幻，尽其精微。大青龙、大陷胸、大承气、大柴胡等皆属大方，小青龙、小陷胸、小承气、小柴胡等皆属小方。麻黄汤、大承气，汗、下之急方也；桂枝汤、小承气，汗、下之缓方也。麻桂各半为偶，桂枝二麻黄一为奇。"仲景之方，一经柯氏点明，顿感清晰。而汗、吐、下、和、温、清、补、消是治疗八法，柯氏认为如能用仲景"六种主要

柯琴

经方"的方法统方，提纲挈领，不仅在学习时容易理解，而且在临床应用时能左右逢源。

### （二）临床诊治经验

柯氏的"六经地面说""六经为百病立法说"以及"以方类聚病证论"，不仅使经方理论更加贴近于临床，而且扩大了伤寒六经辨证论治的证治范围，对临床具有重大的指导意义。柯氏提出了伤寒六经的具体辨证论治方法，以太阴病脉证为例，柯氏认为："仲景立本病为提纲，因太阴主内，故不及中风、四肢烦疼之表，又为阴中至阴，故不及热病嗌干之证。"柯氏也对经方治疗太阴病进行了详尽的讲解："《序例》谓太阴受病，脉当沉细，不知沉细是太阴本病之脉，不是热病嗌干之脉。盖脉从病见，如太阴中风则脉浮，不从脏之阴而从风之阳也。然浮为麻黄汤脉而用桂枝者，以太阴是里之表证，桂枝汤是里之表药。因脾主肌肉，是宜解肌耳。太阴伤寒，脉浮而缓者，亦非太阴本病。……太阴脉浮为在表，当见四肢烦疼等证；沉为在里，当见腹满吐利等症。表有风热可发汗，宜桂枝汤；里有寒邪当温之，宜四逆辈。"这些方法对仲景太阴脉证的临床应用是非常有参考意义的。此外，柯氏对经方煎药方法注意事项也非常重视，如经方桂枝汤：①禁生冷黏滑、肉面五辛、酒酪臭恶等物；②平时常饮酒之人，体内有热邪者，脉浮紧不出汗者，小便数、脚挛急者；③服后微微汗出，中病即止；④服桂枝汤后未出汗，可啜热稀粥以助其发汗；⑤服后不出汗，当增加药量，服到汗出为止。

## 四、原文选释

【原文】六气为病，皆能发热。然寒与热相因，暑与湿相从，独燥与湿相反。风寒温暑皆因天气，而湿病多得之地气，燥病多得之内因，此病因之殊同也。《内经》病机十九条，其分属六气者，火居其八，风寒湿各居其一，燥证独无。若诸痉项强，皆属于湿，愚尝疑其属燥。今本论有痉、湿之分，又曰：太阳病发汗太多，因致痉，则痉之属燥无疑也。夫痉以状命名，因血虚而筋急耳。六气为患，皆足以致痉，然不热则不燥，不燥则不成痉矣。六经皆有痉病，须审部位以别之。身以后者属太阳，则凡头项强急，项背强几几，脊强反张，腰似折，髋不可以曲如结，皆其证也；身之前者属阳明，头面动摇，口噤，缺盆痛，脚挛急，皆其证也；身之侧者属少阳，口眼㖞斜，手足牵引，两胁拘急，半身不遂，皆其证也。若腹内拘急，因吐利而四肢拘急，是太阴痉；恶寒蜷卧，尻以代踵，脊以代头，俯而不能仰者，是少阴痉；睾丸上升，宗筋下注，少腹里急，阴中拘挛，膝胫拘急者，厥阴痉也。若痉之挟风寒者，其症发热无汗而恶寒，气上冲胸而小便少，其脉必坚紧，其状必强直而口噤，此得之天气，《内经》所云诸暴强直，皆属于风者是也，其势勇猛，故曰刚痉；病因外来，当逐邪而解外。痉有挟本邪而为患者，其邪从内出，故发热汗出而不恶寒，其脉沉迟，其状则项背强几几，此得之地气，《内经》云诸痉项强，皆属于湿者是也，其势弱，故名柔痉。病因于内，当滋阴以和内。要知属风之痉，不因风而因热；属湿之痉，不因湿而因燥。治风君葛根，治湿君栝蒌根者。非以治风，实以生津；非以治湿，实以润燥耳。夫痉之始也，本非正病，必夹杂于他病之中。人之病此者，世医悉指为风，所以不明其理。夫痉之第以表症未除，不得用承气；若谵语者，少与调胃承气，是又与不着席者与大承气汤，同一机彀也。（《伤寒论翼·痉湿异同第六》）

**【阐释】**自《内经》首提"痉"证以来，仲景在《伤寒论》将其分为"刚痉"和"柔痉"，而后刘完素首次将燥之病机引入痉病中。柯琴承继前人，认为既有少数风寒湿等外邪引起的痉病，大多数是汗吐下后伤津血引起的痉病。痉证的治疗，柯氏阐释仲景经方瓜蒌桂枝汤及葛根汤治疗痉病的理法方药的原理。

**【原文】**《内经》云：诸湿肿满皆属于脾，湿胜则濡泄。此指湿伤于内者言也。又地之湿气感则害人皮肉筋骨，因于湿，首如裹。此指湿伤于外者言也。若湿而兼热，则大筋软短而为拘，小筋弛长而为痿，即

柯琴

· 081 ·

柔痓之变见矣。阳明篇有湿热发黄之证，叔和不为别论，独取太阳之风湿相搏者，尚遗数条，亦搜采之疏失也。《内经》：身半以上者，风中之也；身半以下者，湿中之也。中阳则溜于经，中阴则溜于府。阳受风气，阴受湿气。故伤于风者，上先受之；伤于湿者，下先受之。皆风湿对言，本论则风湿合言也。风湿相合，则阴阳相搏，上下内外交病矣。所以身体烦疼，不能转侧，骨节掣痛，不能屈伸，小便不利，大便反快也。《内经》：风湿之伤人也，血气与邪并客于分腠之间，其脉坚大，故曰实；寒湿之中人也，皮肤不收，肌肉坚固，营血涩，卫气去，故曰虚。此又以湿家虚实，因风寒而分也。本论伤寒发汗，寒湿在里不解，身目为黄，与阳明之热不得越，瘀热在里，身体发黄者，当下不当下，亦以寒湿湿热分虚实矣。《内经》以风寒湿三气合而成痹，本论又合风寒湿热四气而名湿痹。当知痹与痓，皆由湿变。夫同一湿也，湿去燥极则为痓，久留而着则为痹。痹为实，痓为虚。痓痹异形，虚实亦殊。固不得妄以痓属风，亦不得因于湿，而竟视痓为湿矣。(《伤寒论翼·痓湿异同第六》)

【阐释】基于燥之病机，柯氏提出了"六经皆有痓病"的新观点，与风寒湿有关，且多与阴虚血燥有关。柯氏详述了太阳、阳明、太阴之痓的病位、病因、病机等，并阐释了风寒湿等外因致痓的病机以及与风寒湿导致痹证的区别。

【原文】盖三阳皆看阳明之转旋。三阴之不受邪者，藉胃为之蔽其外也，则胃不特为六经出路，而实为三阴外蔽矣。胃阳盛，则寒邪自解；胃阳虚，则寒邪深入阴经而为患；胃阳亡，则水浆不入而死。要知三阴受邪，关系不在太阳而全在阳明。(《伤寒论注·伤寒总论》)

【阐释】《伤寒论》189条云："阳明居中主土也，万物所归，无所复传。"柯氏继承前人的理论，尤其强调胃阳的作用，他在《伤寒论注·阳明脉证上》指出："阳明太阴相配偶，胃实则太阴转属于阳明，胃虚则阳明转属于太阴矣。"即太阴阳明病以胃的虚实为转移，实际阐明了阳明才是三阴三阳经的枢纽，胃阳盛衰，是邪气或自解或深入，判生死顺逆的决定因素，这对于指导临床治疗尤其是急危重症的治疗，确实具有重要意义。

**参考文献**

[1] 柯琴.伤寒来苏集 [M].北京：中国医药科技出版社，2016.

[2] 周豪坤，钱俊华.试探《伤寒来苏集》中的"方证思想"[J].浙江中医杂志，2020，55（8）：600-602.

[3] 杨军.柯琴《伤寒来苏集》主要学术思想及临床应用 [J].陕西中医药大学学报，2019，42（6）：63-65.

[4] 李明轩.柯琴及其学术思想研究 [D].山东中医药大学，2016.

[5] 薄立宏，张大明.《伤寒来苏集》评述 [J].中医学报，2012，27（8）：945-946.

[6] 杨金萍.柯琴六经类方法的由来及意义 [J].江西中医药，2004，35（261）：14-15.

[7] 林阳，李宇.论柯琴的学术成就 [J].成都医药，2001，27（4）：217-218.

# 高学山

## 一、生平简介

高学山（生卒年不详），字汉峙。清代医家，浙江会稽人。清代陈锡朋在《伤寒尚论辨似·序》中谓其"事迹无传，声名莫述"。高氏通医术，擅长伤寒杂病，于仲景之学颇多发明。著《伤寒尚论辨似》《金匮要略注》（后改名《高注金匮要略》）等。

## 二、主要著作

### 1.《伤寒尚论辨似》

《伤寒尚论辨似》，不分卷，撰年不详，书稿成后未付梓。后浙江山阴陈锡朋偶得高氏原稿残抄本二本，互参合二残抄本校订，准备制版刊行，托请当时的浙江督学张澋卿为之作序，但不知何故未能梓行，书稿也流落在民间。清宣统元年（1909）书稿为杭州王邈达先生所得。全书依据伤寒六经分篇，设太阳经总说及上、中、下篇，阳明经总说及上、中、下篇；少阳经总说及合病、并病、坏病、痰病；太阴经总说；少阴经总说及少阴病前篇、后篇；厥阴经总说及厥阴全篇说；过经不解及瘥后劳复阴阳易病等。除对《尚论篇》有关内容辨析外，还就《伤寒论》的六经分篇、传经、直中、并病、合病、方药、诊法等行论述。该书论理精深，颇切临床实用。但在释义、方解等方面，尚有芜杂不精或不切实践的观点。

**2.《伤寒论尚论篇辨似补抄》**

《伤寒论尚论篇辨似补抄》，八卷。撰年不详，书稿成后未付梓，有抄本流传。现中医科学院图书馆藏有清代末年（1892）抄本。前四卷为六经证治残篇，分别为太阳下篇、阳明上中下篇、少阳篇、太阴篇、少阴合厥阴篇。各篇篇首各有总论及证治大意。分篇注文汇集先前医家注论精粹，但出处不明。后四卷为秋暑湿热病、脉法、诸方等内容并附方论、治案。

此外，高氏尚撰《金匮要略注》四册，约成书于清同治十一年（1872）。

# 三、学术观点与诊治经验

## （一）学术观点和特色

### 1. 推崇《尚论》不盲从

高氏于诸《伤寒论》研注著作中，十分推崇喻昌《尚论篇》，认为喻氏能阐发仲景蕴义，较有创见，但亦有欠妥之处。故他撰《伤寒尚论辨似》一书，针对《尚论篇》编次及注文反复论辨，力求阐发仲景原旨。关于王叔和的仲景伤寒六经分篇法，高氏部分赞同喻昌《尚论篇》分法，但能明确指出喻氏的错误之处，弥补其不足。如喻氏认为太阳篇应以"风伤卫、寒伤营、风寒两伤营卫"分为三篇，而高氏则认为风寒合体，不可分割，侵袭人体只有多寡之别，人体腠理亦有疏松之异，风寒中风在外为中风，寒在外为伤寒，故有桂枝、麻黄、大青龙证之不同。他在《凡例》中指出："其伤寒中风之名，但从卫表起见，风在外曰中风，寒在外曰伤寒，非单风、单寒之谓。试看麻黄汤中必用桂枝，而中风名下有主青龙者，则《尚论》以单风、单寒及风寒两伤分太阳为上中下三篇之误，从可识矣。"这就弥补了喻氏"三纲鼎立"说有不足之处。高氏推崇《尚论》，但不盲从，高氏对喻嘉言所称"仅有三阳阳明、无三阴阳明"之说进行了反驳，他说："正传之邪，譬之火力从

高学山

口而入，若夫少阳为肩火，太阴为腰火，少、厥二阴为底火，俱能使胃中热燥而成下证。"其将阳明比喻如鼎罐，说明六经皆有阳明证，除正阳阳明承气汤证、太阳阳明脾约证外，少阳阳明有大柴胡汤证，太阴阳明有桂枝大黄汤证，少阴阳明有三急下证，即使厥阴阳明亦有下法。此外，喻氏将少阴篇以传经、直中分为两篇，高氏认为太阴、厥阴亦应分为两篇。由此可见高氏的《伤寒尚论辨似》确实高于喻氏的《尚论篇》。

### 2. 倡言六经有表里

高氏在《伤寒尚论辨似》文中提出"六经证均有表证和里证"。他认为太阳经证既有太阳表证，也有太阳里证但有表邪不解，随经传里的膀胱蓄水证，即太阳腑实证或膀胱蓄血证的腑实变证。他说"（其他）五经隧道俱出而外，附于太阳之皮部"，说明阳明、少阳、太阴、少阴、厥阴经证均有表证，分别是葛根汤证、小柴胡汤证、桂枝汤证、麻黄附子细辛汤证、当归四逆汤证。同理，除了阳明经承气汤里证外，太阳、少阳、太阴、少阴、厥阴经证均有里证，分别是抵当汤（丸）证、大柴胡汤证、桂枝加大黄汤证以及承气汤证。所以高氏认为六经都有表里，这是为六经病证之共性。

### 3. 论述传变合并病

《伤寒论》传变，所谓的"传"是指病情循一定的趋向发展，"变"是指疾病发生性质的改变。高氏认为"伤寒传经之路，错综变幻中各有一定踪迹"。一般来说，六经传变一般有三种情况：第一是一般传经，如太阳之邪或传阳明，或传少阳。第二是表里传经，如太阳之邪，内传少阴；或少阳之邪，内传厥阴等。第三是越经传，如太阳之邪，不传阳明、少阳而传于太阴等。疾病之传变，取决于感邪之轻重、正气之强弱。传经以外，高氏对"合病"与"并病"也有独特的理解。他说："并病之名，即传经而本经未罢者是也。本经邪盛，如强秦兼并之势，故名并。"说明并病即传经，如太阳病未罢，又出现少阳病的证候，称为太阳少阳并病。至于合病，高氏指出："合病者，前贤俱以二经分数为言，与俗解并病无异，误甚。不知其人平日原有六淫之气，藏于阳明、少阳而未发，及风寒伤其表气，此病而彼来接应，如合谋合伙之象，故曰合。与并病大殊，不可不察也。"说明合病是两经或三经同时受邪，起病即同时出现各经一证。对三阴经传变，高氏也以传变（直中、传经）的角度来解析，他说："《尚论》以传经、直中分少阴为上下篇，大开仲景眉眼，惜其位置论条两相误失者颇多。且三阴同例，少阴既分而于太、厥二阴独漏，岂以二经无直中之证也耶？"以传变来揭示其主要病机，在临床中是有一定参考价值的。

### 4. 论述不同解析法

高氏对于六经病证，采用不同的解析方法，如太阳经、阳明经病证，高氏用区域论的方法来解析：太阳经证候为下焦膀胱区域，有少腹结痛、小便不利、小便利太阳腑实证证候群；阳明经证候为腹部区域，有腹痛、胀闷、绕脐疼痛、不大便等阳明腑实证证候群。少阳经病证，高氏用气化学说来解析"少阳主相火，少阳为枢，两阳受气，阳多于阴，得火化正"，故有口苦、咽干、目眩等枢机火化的证候群。对于三阴经病证，高氏认为"三阴俱属阴脏，同以阳气为贯。一脏受传，往往因阳虚而递及之，故能正传少、厥二阴也"，故而他用直中、传经传变理论来具体解析三阴病。如太阴经病，高氏加用脏腑辨证，从脾脏阳气盛衰角度以定太阴经的病性。而少阴经病，高氏又从正邪盛衰角度来揭示。丰富了六经病证解析方法，加深了后世学者对伤寒六经理论的研究兴趣。

### 5. 注重《伤寒论》针灸

《伤寒论》古今注家甚多，但大都重方药而轻针灸。高氏十分重视《伤寒论》中的针灸方法。他在《凡例》中说："三阳有用针处，少、厥二阴有用灸处，注家俱补细究，不知针灸二者，乃伤寒中一要法，何可略过？"故他在注《伤寒论》有关针灸的条文时，依据《内经》《甲乙经》的相关内容予以补充。如太阳病第 3 条："太阳病，头痛至七日以上自愈者，以行其经尽故也。若欲再作经者，针足阳明，使经补传则愈。"高氏引《灵枢》《甲乙经》有关足阳明经的循行路线及针刺方法来说明："足阳明出于厉兑，在足大指次指之端，去甲角如韭叶为井金，刺一分，溜于内庭；在大指次指外间为荣，刺三分，注于陷谷；在中指

高学山

内间上二寸陷中为输，刺三分，过于冲阳；在足跗上五寸陷中为原，摇足而得之，刺三分，行于解溪；上冲阳一寸半陷中为经，刺五分，入于下陵；膝下三寸胻骨外三里为合，刺一寸，复下三里三寸为巨虚上廉；下上廉三寸，为巨虚下廉，俱刺八分。"这些补充的针灸疗法的具体应用方法，对指导针灸临床至今仍有重要意义。

**6. 创伤寒口鼻入说**

高氏认为《伤寒论》古今注家"多彼此蹈袭，依样葫芦"。历来倡言"伤寒之邪从皮毛而入，温病之邪从口鼻而入"，据此作为伤寒与温病的区别。高氏认为太阳病中风、伤寒邪气入侵途径"有皮毛、口鼻两途"，但"皮毛之感多，口鼻之感少"，同时也有皮毛、口鼻两感之证。他说："盖太阳一经，有皮毛、口鼻之两感，皮毛之感，初得之与里无涉，故宜汗而不宜吐；口鼻之感，初得之与表无涉，故宜吐而不宜汗也。此长沙于太阳病亦曰吐之也。"如他注太阳病第46条"太阳中风，下利呕逆，表解者乃可攻之。其人漐漐汗出，发作有时，头痛，心下痞硬满，引胁下痛，干呕短气，汗出不恶寒者，此表解里未和也，十枣汤主之"时说："风邪从口鼻而入，直捣阳明胃腑，胃中真气乱窜，阳从上越，故呕逆；阴从下奔，故下利也。风邪从皮毛而入，横被太阳分部，阳明之气相乘，阴乘阳位，故恶寒；阳去入阴，故发热也。"明确指出这是太阳皮毛、口鼻两感之证。他认为仲景治疗邪从皮毛而入用麻黄、桂枝等汗法，而"从口鼻而入胸分者，仲景概用吐法"，而喻嘉言的《尚论》在注释时硬将"寒"字改为"痰"字，并另立"痰病"一门，是"抹煞仲景一大法，殊为谬妄"。

**（二）临床诊治经验**

高氏《伤寒尚论辨似》一书中主张从临床辨证角度来阐释仲景伤寒六经旨意，这对目前临床确有一定的指导意义。

**1. 关键抓主证**

《伤寒论》书中涉及临床证候繁多，高氏认为关键在于抓住主证，即《伤寒论》所谓"但见一症便是，不必悉具"。任何疾病都存在主要脉证，它是疾病主要病理变化的重要外在表现。抓住主证就可执简驭繁进行辨证施治。如头痛、发热、汗出、恶风为桂枝汤证四大症，高氏认为"此言桂枝汤之全证，但四证重在后二证"，说明汗出、恶风为桂枝汤证的主证，抓住主证，伤寒仲景经方临床运用就会得心应手。

### 2. 类比分析法

类比分析法是一种通过比较两个或多个事物的相似之处，以推断它们在其他方面也可能具有相似性的分析方法。高氏擅长运用类比分析法鉴别证候。如心下悸、脐下悸两证，高氏指出："心下悸与脐下悸不同，脐下是动悸，有驳驳跳动之象，阴气之将上也；心下是虚悸，有怯怯饥馁之形，阳气之外驰也。"这就运用类比分析法分析症候的形态、病机细微之处，从而把握临床治疗。此外，高氏还以类比分析法来解释经方，即将具有相同机理的经方通过类比分析，准确把握方剂的不同之处。如五苓散、猪苓汤均为利水剂，但高氏通过类别分析方法，精准发现了两者细微的不同之处。他指出："五苓证是寒伤真阳，故用桂、术者，醒胃以崇土也；猪苓证是热伤真阴，故用胶、滑者，镇浮以助水也。"所以五苓散制土以清水之源，猪苓汤制水以清水之流。

### 3. 重体质因素

高氏认为伤寒六经发病除了注重外邪因素，还要注意患者体质因素。如太阴经病自利不渴之脏寒的四逆汤证，高氏认为"真阳虚者，直中阴邪，则脾阳几绝，而湿与寒俱不能运动"，所以阳虚体质者易患太阴经病脏寒四逆汤证。又如少阴转阳明急下证是因为"平日阳胜阴亏之人"，导致"邪入少阴二三日，而热邪剥削真阴，便见口燥咽干之证"，说明阴津亏损体质的人容易导致这种特殊的少阴转阳明大承气汤证。又如素体湿热偏盛的酒客患太阳中风证，就不能用桂枝汤，而应用桂枝去甘草，加黄芩、茯苓、厚朴、半夏。同样，素体湿热偏盛的呕家，患中焦虚寒证，就不能用小建中汤，而应用建中汤去甘草、胶饴，加吴茱萸、生姜、半夏。高氏从体质角度分析，加减运用经方，这对疾病的转归、预防都有指导意义。

高学山

**4. 明主副方药**

高氏对伤寒经方的中药也进行分门别类，在《伤寒尚论辨似》书中专列附录表格"药品性味及主治大略表"。每味中药分别有性味归经，有毒无毒，主治功用以及作用机理等。高氏从明确主副药的方法，来研究仲景伤寒经方旨意。以白虎汤为例，该方为阳明病证清泻阳明燥火之主方，高氏认为其主药是用辛甘大寒之石膏，泻阳明胃土之火为君；佐以知母寒苦，泻少阴肾水之火，合子母两泻；而副药是则用性味甘之粳米、甘草。他说"用粳米、甘草滋土母之液，则子能得藉乳而以为生矣"，揭示出方剂的组成意义。

**5. 揭经方分两**

经方在临床使用时会遇到药物用量问题，由于历史变迁，度量衡已经发生了很大的变化。对《伤寒论》中方药的使用量究竟是多少，长期以来一直认识不清，历代医家也是仁者见仁，智者见智。高氏自谓"尝揣摩二十年，颇得其旨"。他认为，《伤寒论》方中用药，"当照原方十分之一为得"。这是因为"盖古人多作三服，愈则弃其所愈。今惟一服，是当原方十分之三四矣。古人运厚气厚，今人运薄气薄，是当原方十分之六七。合之权度，十一者约略相当。"李时珍《本草纲目》认为："今古异制，古之一两，今用一钱可也。"汪昂《汤头歌诀》也认为："大约古用一两，今用一钱足矣。"国家计量总局《中国古代度量衡图集》介绍，根据与张仲景为同年代的"光和大司农铜权"（藏中国历史博物馆）的有关资料进行核算，东汉 1 斤合今之 250 克，1 两合今之 15.625 克（或缩简为 15.6 克），东汉 1 升合今之 200 毫升，而 1 合合今之 20 毫升。目前由于中药的临床用量有增大的趋势，运用重剂取效的报道也屡见不鲜，其中因素既有中药质量问题，也有现代疾病和患者的体质差异等。

## 四、原文选释

【原文】仲景《伤寒论》原书必不从六经分篇，当只是零金碎玉，挨次论去耳。分从六经者，其王叔和之臆见，而后人承其陋耶？盖病虽不能逃六经，而六经亦何能限病哉？既从六经分篇，则一病而界于两经之间，及一条而有二三经之变证者，将何所收受乎？且不必逐条冠之，曰太阳病、阳明病等字样矣。（《伤寒尚论辨似·凡例十八则》）

【阐释】《伤寒论》自王叔和编次以来，成无己等注家大都循其编次，至喻嘉言创"三纲鼎立"而重新编次后，局面为之一变。高氏作为喻氏弟子，亦持相同之论，反对按六经循序编排。

【原文】少阳主相火，相者，宰相之义。盖其奉心阳而下颁，譬彼传令，领肾气而上贯，仿之陈谟，故与手经三焦同治，自其本气之受于心肾，而掌上升下降外出内入之机也，故曰少阳为枢。但两阳受气，阳多于阴，得火化之正，故胆中精汁，苦而极贵，而以辛温发散为禁也。其性急，故脉弦，其隧道从目锐眦循头角，下耳后历肩，由胁里过季胁，行膝下正外臁，故外证则见目眩而赤、耳聋肩重、胁满季胁胀、足外臁痛且热。其署胁也，胸与之通，故其热邪上逆，则胸烦呕渴而嗽，又胃外上逆之热，能令胃中之气不下运，故善饥而不欲食也。又胁下与腹逼热邪下逆，则附于腹，故时痛而下利，且能传太阴之脏也。其本乡属胆，得热而上泄，故口为之苦，且肝胆连属，故又能近传厥阴也。目窠大者，胆乃横，其见于面部者，鼻左旁目内眦下二指，正与胃部相对。其本色，则青如翠羽者，吉。红则为热，上锐则上逆，下锐则下逆，热甚而逼干胞精，善言语者死不治。其音角徵。角者，小坚而长也。少阳为阳腑，见徵为未解，带羽者为欲愈。（《伤寒尚论辨似·少阳经总论》）

【阐释】本段高氏总结了少阳经病的定义、病理、病机特征。高氏对少阳病从五音、五色来辨别预后，颇具特色。

高学山

**【原文】**按厥阴本气，亦分光于肾阳。但阳气亲上，原为阴脏所贵，而肝居至阴之下，比之太、少二阴为尤甚也。经曰：肝藏血，其津液较他经略胜。故是经多血少气，而条中救阳之法，十居八九；救阴之法，十止二三者此也。其体阴滞，而性喜温畅。故脉浮为欲愈，脉数为病退，脉微迟为未减，脉不还为死也。其隧道从足大指之大敦穴，历足正内廉，上阴器，入少腹，属肝络胆，内行连脾胃，过胁贯膈，通心肺，及喉舌，系目。故证则见足胫逆冷，阴囊缩，少腹冷结，及吐逆、胀满、自利、咽痛、目赤等候。其所属在筋，故厥则抽掣而好蜷。其本乡为肝，肝主生血，故邪实者，多见于或吐或便也。其人青色粗理者肝大，大则迫胃近咽，膈胁苦痛。广胸及骹者肝高，高则支贲，胁为息贲。合胁兔骹者，肝下，下则迫胃，胁下空，易受邪。胁骨弱者，肝脆，脆则善病消瘅而见伤。其见于面部者，在下极下一指，其本色则青如翠羽者吉。又曰：生于肝者，如以缟裹绀，又青欲如苍璧之泽，不欲如蓝。又曰：青如草兹者死。肝者，筋之合，筋聚于阴器，而络舌本。肝木不荣则筋急，筋急则引舌与卵，故唇青、舌蜷、卵缩者，庚笃辛死。其音角，忌见商。商者，坚薄而上扬也。传经热邪则兼征，直中阴寒则兼羽，易则皆为欲愈。(《伤寒尚论辨似·厥阴经总论》)

**【阐释】**本段高氏总结了张仲景厥阴经病的定义、病理、病机特征。

### 参考文献

[1] 俞中元.简介高学山对《伤寒论》病机的论述 [J].中医杂志，1984（2）：56-58.

[2] 沈敏南.《伤寒尚论辨似》的学术思想 [J].四川中医，1986（6）：6-7.

[3] 汤万春.《伤寒尚论辨似》识 [J].江苏中医杂志，1982（1）：7-10.

[4] 高学山.伤寒尚论辨似 [M].王振国，校注.北京：中国中医药出版社，2017.

# 吕震名

## 一、生平简介

吕震名（1796？—1852），字建勋，号茶村，浙江钱塘人。道光五年（1825）举人，曾任湖北荆门州同知，后辞官还乡，致力医学，道光十二年（1832）寓居苏州。其生平酷嗜医书，临证问、切精审，立方必先起草，数阅始定，诊疗辄有奇效。尝究心仲景书二十余年，谓《伤寒论》实为羽翼《内经》之书，不限于为伤寒立法，因不论伤寒、杂证，均以六经辨证为要。于道光三十年（1850）著成《伤寒寻源》三集。

## 二、主要著作

《伤寒寻源》，三卷，全书分上、中、下三集。上集包括伤寒正名、论王叔和、辟泥四时论病之谬、论陶节庵、论吴又可、诸家编次、司天运气、分别阴阳、十二经离合、察脉大法、寸口脉论、趺阳少阴脉论、脉分阴阳死生论、仲景六经辨证与《内经》热病论互异、辨中风一至三、辨伤寒一至二、辨温病一之四、辨湿温一至五、辨热病一至二、太阳问答一至七、阳明问答一至七、少阳问答一至三、太阴问答一至二、少阴问答一至三、厥阴问答一至二、统论六经；中集症状类聚包括发热、恶寒、恶风、潮热、寒热、烦热、虚烦、烦躁、无汗、自汗、头汗、战汗、头痛、身痛、头眩、咳、衄血、鼻鸣、耳聋、咽痛、渴；下集以方类聚证包括桂枝汤系列、麻黄汤系列、葛根汤系列、白虎汤系列、小建中汤、栀子汤系列、瓜蒂散、五苓散系列、承气汤系列、抵当汤系列、十枣汤、陷胸汤系列、麻仁丸系列、泻心汤系列、理中丸（并汤）、桂枝附子汤系列、四逆汤系列、病后调理方系列、茵陈蒿汤系列、麻黄升麻汤、吴茱萸汤、黄连阿胶汤、桃花汤、半夏散（并汤）系列、乌梅丸、白头翁汤、竹叶石膏汤、牡蛎泽泻汤、烧裈散等。并取仲景自序"见病知源"之义，故名"伤寒寻源"。作者认为《难经》之"伤寒有五"，风、湿、温、热同隶属于伤寒之下。论述汇萃诸家，阐发仲景蕴义。书中论述多有精辟之言。陆九芝称本书为道光以来治《伤寒论》者第一之书。现存清咸丰四年（1854）吴门潘氏刻本、清光绪七年（1881）重刻本，并见于《珍本医书集成》。

此外，吕氏还著《内经要论》一卷，惜未传世。

## 三、学术观点与诊治经验

### （一）学术观点和特色

#### 1. 倡广义伤寒说

吕氏推仲景伤寒为伤寒之祖，认为仲景伤寒为广义伤寒，包括中风、伤寒、湿温、温病、热病。他在《伤寒寻源》首篇就辨明风、寒、湿、温、热源流，认为："后人辄议仲景之书，详于风寒，略于温热。予谓此非惟不知仲景，并亦不知伤寒。按仲景本《素问》及《八十一难》等书而作《伤寒论》。考《难经》云，伤寒有五，一曰中风，二曰伤寒，三曰湿温，四曰温病，五曰热病，其所苦各不同形。既曰伤寒有五，则伤寒只属病之总名，而五者之中，病又不专属寒因，若风、若湿、若温、若热，同隶伤寒有五条下。仲景作书而以伤寒命名者，义取诸此，今从仲景原文，反复互勘其实仲景大法，合之《难经》伤寒有五之例，若合符契。"伤寒六经病脉总从太阳病辨起，如所云太阳病，发热，汗出，恶风，脉缓者，名为中风。太阳病，或已发热，或未发热，必恶寒，体重呕逆，脉阴阳俱紧者，名曰伤寒。太阳病发热而渴，不恶寒者，为温病。太阳病，关节疼痛而烦，脉沉而细者，此名湿痹。太阳中热者，其人汗出恶寒，身热而渴也。若以此分发《难经》伤寒有五之例，界划分明。所以他说"仲景《伤寒论》，此伤寒字即《难经》伤寒有五之伤寒。而伤寒类中专有一种太阳病，或已发热，或未发热，必恶寒体重呕逆，脉阴阳俱紧者，独名之曰伤寒。此外，若风、若湿、若温、若热，同属伤寒之类而各异其名。欲识伤寒之病，须先定伤寒之名，语云名不正则言不顺，故予急正其名以冠于篇首"，是有深刻缘由的。

### 2. 编次独树一帜

历代注家对于仲景《伤寒论》条文的编次，归纳无非三种：按原文编次或重新编次。吕氏说："仲景《伤寒论》，本散亡之余，王叔和编辑成帙。观其序例云，搜采旧论，录其对病真方，拟防世急，此非仲景原本可知矣。然则仲景之书，赖叔和而传；叔和之名，亦赖仲景而传。后之编次伤寒者不下数十家，徒相争于篇次之间，纷如聚讼。"明确指出《伤寒论》赖王叔和"编辑成帙"，故其"传书之功，诚不可没"。但编次"拉杂不清""实与本论多相矛盾，反将仲景之圆机活法，说成呆相"，故其所著《伤寒寻源》与一般《伤寒论》注解研究著作有所不同，采用以类相聚方法进行重新编次。该书共分上、中、下三集。上集主要辨风、寒、湿、温、热之源流及六经辨证诸法；中集以《伤寒论》中发热、烦躁、自汗等 21 种主证为要目，辨别疑似，指出其伴有证不同，则病之性质及治法用药亦异；下集专论《伤寒论》方之方义，对每方适应证及方药配伍均有较详细阐述。吕氏的这种编次形式在当时是比较新颖的。

### 3. 推六经治百病

吕氏对仲景《伤寒论》六经辨证非常推从，认为"万病莫逃于伤寒，伤寒之祖，断推仲景"。他在自序中说："医学始于《内经》，而仲景《伤寒论》实为羽翼《内经》之书。《内经》阐发天人奥旨，非寻常能测其涯。仲景就人一身之表里腑脏，推阐阴阳，搜抉病机，此以人道合天道，使学人有切实下手工夫，不止为伤寒立法也。而其书以伤寒命

吕震名

名者，盖以病之最繁而善变者莫如伤寒。伤寒及杂证，总在六经上辨认，能解得六经辨证之法，虽繁剧如伤寒，尚不为多歧所眩，而杂症即一以贯之。故学医者必从此问津，乃不迷于所行。"认为"凡病不外此六经，能解仲景六经辨证之法，可以识伤寒。即推此六经辨证之法，可以识万病。伤寒既了然无遗，于杂证乎何有？此一以贯之之道也，故曰万病莫逃乎伤寒"。清代医家柯琴也有"六经可钤百病"之说，而吕氏更近一步，明确提出仲景伤寒六经辨证论治不止为伤寒立法，而是为百病立法。

**4. 重五运六气论**

吕氏重视《内经》天人相应之学。他说："天有四时以布五运而分六气，人身应之，则有六经以分主五行，人在气交之中果能奉若天道，御气调神，则寒暑温凉，亦自循乎天地自然之令气，何至于病？"对于《内经》的五运六气之说，认为仲景不言五运六气，"非忽也，上古圣人，欲通天之纪，从地之理，以调民之气"，说明运气学说对伤寒六经的重要影响。他认为"仲景所言尽人合天之学"。五运有五运的营运数，六气有六气的临御化变。吕氏详尽介绍了五运包括（岁运、主运、客运）一年五季变化的运行规律，结合六气（主气、客气、主气测常、客气测变、客主加临则）等来分析气候变化及影响。认为"仲景但就人身上三阴三阳，谛实病因，而天之五运六气，即已范围于莫能外。经云善言天者必有验于人，《内经》所言天人合一之学，仲景所言尽人合天之学，医之有仲景，犹儒之有孔子"。这就肯定了仲景所言尽合《内经》天人相应之学。

**5. 辟传经日之谬**

有关伤寒传经之说，有许多注家援引《素问·热论》"日传一经"之说，吕氏对此进行了驳斥。他说："仲景以病静者为不传，若传胃者不复更传，即传经之中亦不能泥定太阳之后必传阳明。有由太阳而径传少阳者，有由太阳而径传三阴者，有由太阳不传阳明而传太阳之腑者。且传腑之中有传气分者，有传血分者。又有病不起于太阳，由阳明而太阳者，由少阳而太阳者，更有直中阴经者，有由阴而还返于阳者，有阴

伤寒学派

阳分传者，有阳证似阴者，有阴证似阳者，种种变化，更仆难数，总不能以日数为拘。"说明伤寒传经的这类繁多，情况复杂，都与疾病的性质、病人的体质、邪气的强弱等因素有着密切的联系。因此，吕氏提出"只宜在表里腑脏上探消息"。如一、二日即见里证，断无发表之理；五、六日仍见表证，断无攻里之理。里证急于表证者，先治其里，后治其表；表证急于里证者，先治其表，后治其里。《伤寒论》中朗若列眉，剖析精详，可称千古只眼。故他说"谓《内经》之言日数者，使人知其常；仲景之不言日数者，欲人通其变。学伤寒家，先须打破此疑团，于仲景法始有把握矣"。

### （二）临床诊治经验

#### 1.察主证兼证

吕氏在《伤寒寻源》中集以伤寒常见的主证，如发热、恶寒、恶风、潮热、寒热、烦热、虚烦、烦躁、无汗、自汗、头汗、战汗、头痛、身痛、头眩、咳、衄血、鼻鸣、耳聋、咽痛、渴，逐条比较分析，审同察异，推断辨主证、参兼证的基本辨证方法。以头痛为例，吕氏认为，太阳头痛主证，头项强痛；少阳头痛主证，脉弦细、头痛、发热；阳明头痛主证，不大便、头痛、有热；太阴头痛主证，霍乱、头痛、发热、身疼痛；少阴头痛主证，发热、头痛、脉反沉；厥阴头痛主证，干呕、吐涎沫、头痛直升巅顶。再如无汗与自汗、头汗、战汗的鉴别，吕氏论述谓"汗者心之液，心主营，寒伤营，则血凝泣而无汗"，如"不恶寒反恶热矣，此之自汗"；而头汗则"头为诸阳之会，邪郁于里，不得外越，热蒸于阳，则头汗自出"。至于"战汗者，邪正相争也，脉浮而紧，按之反芤，此为本虚，故当战而汗出也"。所兼不同，病机各异。吕氏的这种辨析方法，说明同一症状可以出现在不同证候中，临证鉴别，必须抓住主证，参考其所兼的其他症状，方能确定其病性、病位，从而立法选方。

#### 2.认脉有大纲

吕氏认为："仲景辨脉法有四语，足以蔽之，曰浮为在表，沉为在里，数为在腑，迟为在脏，此大纲也。从此悟入，思过半矣。""此是仲景当日言下宗旨，至于表里腑脏，固从浮沉迟数上看，然合之高章卑，互相体认，则阴阳之间，虚实判焉。"故因于此中"参伍错综之妙，具有彻上彻下、彻表彻里工夫，使非从仲景经文，反复讨论一番，恶能通其精微哉"。如果能"有此十六字以为大纲，此外之相搏而成病脉者，即从此引申触类，以审病因之所在，此在平日熟玩工夫"。将《伤寒论》中复杂的脉象以浮、沉、数、迟四字作为核心，对目前临床仍有提纲挈领的作用。

### 3. 辨中风伤风

吕氏认为，仲景书以伤寒命名，而首列中风，这是遵循《内经》所谓"风者百病之始"之旨。中风之为病，多由于腠理之疏，而后风邪得以易袭。邪本由外而入，亟当驱之外出，但腠理本疏，又不可大发其汗，故仲景桂枝汤之取义，但主调和营卫以解肌表，取其微似有汗，不可令如水流漓。但"今人不识此义，改用一派风药，迫之使汗，甚或加辛热之药，扰动营血，其不致召变逆而成危证者鲜矣"。《伤寒论》中风与《金匮要略》所称中风历节病的区别在于，《伤寒论》中风其病先犯太阳，逗留于肌表之间，治不如法，传变之后，方始入里。《金匮要略》所指中风，外不见头痛发热诸表证，总因络脉空虚，贼邪不泻，正气引邪在于络，肌肤不仁；邪在于经，即重不胜；若邪入于腑，即不识人；邪入于脏，舌即难言，口吐涎，则入之深。虽属同一风因，而其间深浅缓急，迥乎不同。至于《伤寒论》中风与世俗所称伤风病如何区别，吕氏认为伤风病症状为头痛、恶寒发热、咳嗽、鼻塞涕自出，是邪由皮毛以入于肺，与膈间痰饮相合，并不传变。如误以为是寻常感冒而忽略，一经误治，久而不愈，肺金立败，肺败则肾水之子失荫，而肾亦与俱败。且本气既伤，日盗脾胃母气，以供其摅取，久之而中土亦败。病机日深，或成血症，或成肺痿，或成哮喘，或成怯弱，误治之害，不可胜数。

### 4. 揭温病证治

吕氏认为，仲景于伤寒中风而外，明揭出太阳病发热而渴，不恶寒者为温病，其与太阳中风、伤寒的"辨证最要之诀，又全在渴之一字"。因为风寒之邪由外而入，必待传变后里热炽盛，方始口渴。若温病初起便渴，此在太阳病时早与里热相合，消烁津液。此外，风寒之病或微汗，或大汗，或战汗，病随汗解；而温病虽汗不解，若汗出则阴精亡故，反见热不退而脉反躁盛，即《内经》所谓死证。故凡治温病，当以阴精为至宝。但仲景无专方，后人以意造方来补仲景之缺，"究未可为典要"。他根据《内经》所云"温者清之"，认为当以清里为主而微兼解肌。针对仲景所言温病禁发汗之说，认为温病"若发汗后而身反灼热者，不惟阳脉本浮，即阴津与汗俱泄，阴脉亦浮，故脉阴阳俱浮，若自汗出、身重、多眠睡、息必鼾、语言难出，何一非津伤之象"。故"治温病者，亦当于未发汗之前，详审病因，慎勿误治焉可矣"。

### 5. 别伤寒湿温

吕氏认为，仲景论湿病，未尝明言湿温，但湿温之病状，即在《伤寒论》中。仲景于《伤寒论》湿病首列湿痹"太阳病，关节疼痛而烦，脉沉而细者，此名湿痹"，治疗当利小便，使湿邪从太阳之腑而解，是单纯湿邪，故不必清温。又说"湿家之为病，一身尽疼，发热，身色如似熏黄"，是湿病兼温。因此，他将其互勘，明确指出其中的"湿温之病状，可得而言矣"。"合此脉证互参，始知仲景不言湿温，而湿温之脉证在其中，湿温之治法，即在其中矣。读仲景书，当知比类，不知比类，即风寒之显然者，尚且目眩，奚况湿温哉？"关于湿温与《伤寒论》中风湿、寒湿有着明显的区别，吕氏指出："欲知湿温之别于风湿、寒湿，当先审其口之渴与不渴，在他证皆可或有或无，断未有温邪内伏而口不渴者，此要诀也。"说明湿温病有既渴且呕之证，而风湿、寒湿之证却有不呕不渴之证。但太阳病初起亦汗出而渴，与湿温之渴又何以别之？吕氏认为"当以舌上胎为辨"。凡热邪之在经者，口虽渴，舌上无苔，且渴能引饮；而湿温之病，阳明胃腑先为湿困，内伏之温邪被湿邪郁遏，不能遽出于阳经，故当湿温病初起之时，虽渴不能引饮，必待传变之后，邪入于胃，而成阳明可攻之证，方大渴引饮。明确指出两者的差异，值得借鉴。

## 四、原文选释

【原文】仲景六经辨证之法，与《内经》不尽相合。余尝深思之而不得其解，及读程郊倩《伤寒后条辨》，其贬驳叔和序例内，有一段入理深谭，殊为可采。《内经》云：热病者皆伤寒之类也。着一类字，见热病特伤寒中之一类耳。然类而不类，亦不类而类，盖同此六经，而病因之寒热有不同。如一日巨阳受之，头项痛腰脊强，类也；其不类者，恶寒与不恶寒也。二日阳明受之，身热、目痛、鼻干、不得眠，类也；其不类者，伤寒入胃，热病不入胃，入胃则不传故也。三日少阳受之，胸胁痛而耳聋，类也；其不类者，伤寒有往来寒热，热病但有半里之热，而无半表之寒也。伤寒三阴证，有寒热错杂之不齐，热病则但有热而无寒。四日太阴受之，则腹满嗌干，全不类；伤寒，腹满、吐利、食不下之太阴也。五日少阴受之，则口燥舌干而渴，虽类伤寒少阴负趺阳之一证，而总不类，伤寒脉微细、但欲寐之少阴也。六日厥阴受之，则烦满而囊缩，在伤寒烦或有之，而却不类；伤寒食不下下，即吐蛔之厥阴也。（《伤寒寻源·仲景六经辨证与内经热病论互异》）

【阐释】从广义伤寒的角度来看，热病亦在其中。吕氏以"类""不类"来阐述，别开生面，可供参考。

【原文】仲景书以伤寒命名，此伤寒乃外感病之统名也。而伤寒类中，专有一种太阳病，或已发热，或未发热，必恶寒、体重、呕逆，脉阴阳俱紧者，独名之曰伤寒。伤寒与中风，同见头项强痛、恶寒之太阳病，同一浮脉，最易牵混，最宜分别。脉浮而缓，汗自出者，此属风因；脉浮而紧，汗不出者，此属寒因。风则伤卫，寒则伤营，营卫界限綦严，丝毫不容错认。而叔和序例，谓凡伤寒之病，多从风寒得之。风与寒尚混同无别，奚况温热耶？又谓冬时严寒，中而即病者，名曰伤寒。无论仲景当日未有此说，即指定冬时发者始为正伤寒。设当严寒之时，遇有头痛发热之太阳病，或其人脉缓、汗自出，或但发热不恶寒而渴者，将概从仲景大发其汗之例，其不误人者几希！然则从时乎，从证乎，惑滋甚矣。要之仲景之圆机活法，初未尝泥定四时言病，但教人从平脉辨证上认取。太阳病无论已未发热，必恶寒、体重、呕逆、脉阴阳俱紧者，即此便是真正寒伤营病，似此辨得真确，自不得以风混寒，并不至以热乱寒矣。（《伤寒寻源·辨伤寒一》）

【阐释】吕氏从症状上区分伤寒与中风，虽两者同见头项强痛、恶寒、脉浮，但一属风邪，故脉浮而缓，汗自出；一属寒邪，故脉浮而紧，汗不出。两者界限甚严，丝毫不容错认。

【原文】门人问曰：有病温而反宜用温药愈者，何也？答曰：此正仲景所指伏气之为病。仲景云：伏气之病，当须脉之。若脉微弱者，当喉中痛，似伤，非喉痹也。病患云：实喉中痛，虽尔，今复欲下利。按喉痹一证，多由温邪郁结三阳，宜按阳经论治。今咽中虽痛，似伤而非真伤，又脉见微弱，则病不在太阳阳明而在少阴。冬不藏精之人，少阴肾脏，先已自病，少阴之脉夹咽，故为咽痛。阳僭于上，阴亦无以自固，故虽咽痛，热必复作下利。咽痛复下利，此为少阴证。若误作喉痹而以阳经论治，亡可立待矣。（《伤寒寻源·辨温病四》）

【阐释】本文阐述了少阴咽痛与温邪郁结三阳之喉痹的病机的差异，并提出误治的危害性。

【原文】门人问曰：夫子本仲景法而勘破湿温之源流，可谓详且尽矣。究之主治若何，愿并明之。答曰：欲知其治，当先明其禁，予从仲景书推展其义。按仲景言湿家不可发汗，又温病不宜发汗，若见头痛发热之太阳病而妄发其汗，卒之汗出热不退，且津液内夺，里邪愈锢，变证蜂起，此首禁也。湿温病一经传胃，当急下以存阴，切不可误信后人下不厌迟之谬说，若当初起之时，全是一团蒸郁之气，未传到胃，遽予妄下，转致壅遏，胃气无由输邪外泄，此二禁也。燥能胜湿，此理之常，今湿邪又兼温邪，若纯用香燥，破气立致，劫津化热，此三禁也。温者清之，亦理之常，今温邪又兼湿邪，若纯用寒凉直折，转致助湿壅邪，此四禁也。湿痹之病，可利小便，若兼温邪，全藉内中津液，足胜

吕震名

病气，病虽剧可治，若用苓、泽等渗泄之剂，强责其小便，则有着之邪，安能从膀胱宣泄？一经传变，内外灼热，真阴随涸，此五禁也。温邪内伏，与湿交蒸，热淫之气，上蒙清窍，往往病起，即见昏谵，但当逐去其邪，则神识自清。若遽指为热入心营，遂予犀角、牛黄之属，是谓诛伐无过，究之膈间之邪，分毫不动，徒扰营血，反致引邪深入，立召斑狂喘厥诸变，此六禁也。凡此皆湿温病初起之禁例，至于传变之后，仍当按仲景种种救逆诸法，分别施治。然则初起之时，汗之不可，下之又不可，燥之不可，清之又不可，利之不可，开之又不可，果何从着手耶？则惟化湿之中，佐以清温，其庶几乎。（《伤寒寻源·辨温病四》）

**【阐释】**论述湿温治疗时的"六禁"，较之吴鞠通"三禁"，更进一层，也更全面。尤其是提出湿温初起，不可汗、下、燥、清、利、开，只有清热化湿一法可用，可为临床治疗点明方向。

**【原文】**仲景六经之法，一经有一经之证，先要分看，分看宜在有字句处精研，而或此经杂彼经之症。又要合看，合看全在无字句处善悟，而尤要在于辨似。有阳中之阴，有阴中之阳，有阳中之阳，有阴中之阴，有阳证似阴，有阴证似阳，有阳证转阴，有阴证转阳，有阳证杂阴，有阴证杂阳，有阴阳错杂，非细心体认，焉能窥其万一。今人辄畏仲景书难读，而从事于后世之方书，是犹涉海问津。从仲景伤寒入手，始觉甚难，久之则其易焉者至矣！从后世方书入手，始觉甚易，久之则其难焉者至矣！总之，凡病不外此六经。能解仲景六经辨证之法，可以识伤寒，即推此六经辨证之法，可以识万病。伤寒既了然无遗，于杂证乎何有？此一以贯之之道也，故曰万病莫逃乎伤寒。（《伤寒寻源·万病统论六经》）

**【阐释】**仲景六经辨证论治之法，先要分开看，细细领会，精读为最佳；又要合看，要分辨相似十一证，才能有所收获。这对当今中医四大经典的学习是有启示意义的。

**【原文】**凡发热，寸口脉为一身营卫之主，设非胃气，何以上输津液而分布营卫？趺阳者，正阳也，居中土为五行之母，是持脉必以胃气为本。少阴属肾，肾为水脏，与三焦合为一气，人身之真水、真火，根蒂于此。水赖土制，少阴必得趺阳镇伏，而后能交合三焦，蒸布津液。经曰：少阴负趺阳者顺也。趺阳以候胃气，为中焦之主；少阴以候肾气，为下焦之主。实与寸口脉分发上、中、下三部。按叔和《脉诀》以冲阳穴在足跗上五寸，骨间动脉上去陷谷三寸者，为趺阳之诊。然脉法未有按足之明文，且本论明言脉有三部，阴阳相乘，又何以言寸口而不及关尺，则知两关主中焦，脾胃之所司。即趺阳之诊，两尺主下焦，肾之所司，即少阴之诊。趺阳诊在关，以右统左；少阴诊在尺，以左统右。亦犹寸口脉之专主手太阴也。欲明趺阳少阴之诊，还在三部内推详。(《伤寒寻源·趺阳少阴脉论》)

【阐释】本节阐述了趺阳脉诊、少阴脉诊形成的原因及特点。趺阳脉诊为胃本气候，在关部，以右统左；少阴脉诊为肾气候，在尺部，以左统右。所以吕氏认为趺阳脉诊、少阴脉诊关键点仍在寸口、关口、尺口三部。

### 参考文献

[1] 黄煌.仲景心法的开掘者——介绍清代伤寒家吕震名 [J].浙江中医学院学报，1989，13（6）：30-32.

[2] 沈敏南.吕震名与《伤寒寻源》[J].四川中医，1985（8）：11-12.

[3] 吕震名.伤寒寻源 [M].王琳，姜枫，叶磊，等.校注.北京：中国中医药出版社，2015.

吕震名

# 沈又彭

## 一、生平简介

沈又彭（1698—?），字尧封，浙江嘉善人。其所著《玄机活法》载"康熙壬寅岁，彭父亲年六十八岁，五月廿三日患间日疟，三禁住后止，苦头痛饮食不进。彭甫二十四岁，尚未学医"，根据这段文字，可以推断沈又彭生于康熙三十七年（1698），卒年不详。《嘉善县志》载，沈又彭与同邑名医俞震（《古今名医按》作者）为挚友，按俞震行医年代略晚于叶天士、薛生白，亦稍后于徐灵胎，沈又彭当生活于清乾隆年间（1736—1796）。《嘉善县志》载沈又彭"孝敦行，少习举子业，兼擅占星舆势水之术，而尤精于医。年三十以国子生三蹶浙闱，遂闭门十年而技成，辄效，不计利，不计功"，可见沈又彭早年科场不利，三次乡试均名落孙山，此后灰心仕途，弃儒从医，发愤攻读，力学不辍十载，终成良医。沈又彭志行高洁，以救疾济贫为己志，具有弃重利而活人之高尚医德。《嘉善县志》载有一案：曾有江苏扬州淮安一带的富商大贾携重金千里迢迢来嘉善聘其出诊，正当此际，沈又彭邻居的儿子疾发，其乃一脉单传，沈又彭"乃恻然曰：富贵不得我聘，他医可治也。此事非我不治，忍以贪利而令人死且绝乎！""卒不应聘而邻人子赖以生"如果他自己远走淮扬，则此子不可能活，遂拒之。沈又彭生前著述颇多，《嘉善县志》载："所著有《医经读》《伤寒论读》《女科辑要》《哮症论治》《杂病读》诸书，能发前人所未发。"可惜后两种未见传世。

## 二、主要著作

### 1. 《伤寒卒病论读》

《伤寒卒病论读》，简称《伤寒论读》，不分卷，成书于清乾隆三十年（1765）。俞震为之作序。全书共分十一篇，即原叙、辨六经（太阳、阳明、少阳、太阴、少阴、厥阴）证、脉法及方、辨传解、辨误治。按编次对条文逐条注疏，并附仲景伤寒113方。沈氏对张仲景《伤寒论》倾注了很大的心血，《伤寒论读》是其心血结晶，仍"数十易稿"，直至71岁垂暮之年方始定稿。此书理畅旨明，简洁明净，对六经脉证注疏有新意，对疑似病证类比分析也有独特之见解。该书收录于《三三医书》中。

### 2. 《医经读》

《医经读》，四卷。沈又彭历时十年于乾隆二十九年（1764）完稿，次年付梓。该书分"平、病、诊、治"四集。沈氏尊经而不崇古，谈经而不泥古，清醒地看到《内经》一书有"真伪杂陈，指归非一，前后矛盾"之处，必须拿出怀疑的眼光，分析的眼光，经过大量辨真伪，察是非，洞幽微的工作后，删繁就简，由博返约，阐发经旨，简要精当。

### 3. 《女科辑要》

《女科辑要》又名《沈氏女科辑要》，二卷。约成于乾隆二十九年（1764）。原书文字无多，后经徐正杰校订补注，王孟英加按，方始成帙，刊于道光三十年（1850）。分为经水、崩漏、带下等12类，并附治疗方剂。沈氏衷集前贤旧论，并与自身临床治验相印证。近代医学大家兰溪张山雷尤为推崇，谓其"精当处勘透隐微，切中肯綮，多发前人所未发，实验彰彰，始觉轩畅豁目"，故于1933年复将此书予以补注，名《沈氏女科辑要笺正》。

### 4. 《玄机活法》

《玄机活法》，二卷。卷一分为感冒、瘟疫、霍乱、疟、暑、呛食噎食格食吐食、卒倒、中风、下利便脓血、晨泄、肿胀诸门，卷二分为

沈又彭

传尸痨、虚损、失血、衄血、便血、淋浊尿血、咳、三消、黄病、小便不利等门，共计22病证，记录病案59则，收方180余首。每门中援引《内经》《伤寒论》以及历代医家之论，加以评论，同时参以自己的体会及经验，颇有见解。现有乾隆年间抄本，藏上海图书馆。

此外，沈又彭尚有部分医案（85则）以抄本存世，王文镕将其与俞震以抄本存世的部分医案（106则）合编成《沈俞医案合抄》一书，现藏上海中医药大学图书馆。

## 三、学术观点与诊治经验

### （一）学术观点和特色

#### 1. 结合《内》《难》解释《伤寒论》

沈又彭认为仲景当时从《难经》中的广义伤寒立论，他在《伤寒卒病论读·凡例》中说："病与伤寒相类，人不能辨，通称伤寒，今古皆然。扁鹊、仲景明知不尽伤寒，然不称伤寒，人不知所论何病，故《难经》曰伤寒有五。"衡量现存《伤寒论》缺漏颇多，都是由于"自叔和颠乱，后知此者甚少。近来讲伤寒者，称方有执、喻嘉言、程郊倩、程扶生、柯韵伯五家，然各有得失。方有执首察叔和之胶，削去叙例，共识卓然，惜于五气并论，尚未明晰。柯韵伯止论六经为病，未辨何邪来病六经，喻嘉言将痉湿暍温一并摘出，如何比类辨别，似皆失立论本意"。故沈氏在《伤寒卒病论读》中补充了许多内容，大致有三类：一是补入王叔和的辨脉法、平脉法和其他条文。特列脉法一章，分平脉法（40条）、辨脉法（25条）二节，内容均选自王叔和辨脉法、平脉法。此外，在六经篇章中也择选王氏论述17条。如在辨太阳证中加入"问曰：脉有阴阳，何谓也？答曰：凡脉大浮数动滑，此名阳也；沉涩弱弦微，此名阴也。凡阴病见阳脉者生，阳病见阴脉者死""寸口脉浮为在表，沉为在里，数为在腑，迟为在脏，假令脉迟，此为在脏也"二条。尽管后世医家对王叔和编次《伤寒杂病论》并将其一分为二多有不满，但考虑到王叔和为西晋太医令，不但离仲景生活年代较近，而其自身医学知识渊博，他对伤寒的增补条文，与仲景学术思想是一脉相承的。所以沈氏如此补缺，当有益处。二是补入部分《金匮要略》条文，共补入《金匮要略》16条内容。如将《金匮要略》痉湿暍篇中首冠"太阳病"三字的条文均补入太阳病篇中。验之临床，湿、暑是形成太阳病的病因之一，痉、湿、暍在太阳病中实属常见。这样补亡编次，在较大的范围内反映了仲景的原意。三是补全了《伤寒论》中部分有证无方的条文。对此沈氏先加以注释并补全方剂，如348条"发热而厥，七日下利者，为难治"，沈氏在注释中先阐明其阳虚之病机，后确定"治法不外通脉四逆汤"，如此理法方药皆备，可更好地应用于临床。

**2. 反对三纲鼎立学说**

沈氏反对三纲鼎立学说，认为："按三纲鼎立之说，桂枝治风伤卫，麻黄治寒伤营，大青龙治风寒两伤营卫。其说创自许叔微，相延至今，不知其说似是实非也。窃谓麻黄已属风寒两伤营卫，而大青龙症则外伤风寒而内伏暍热也。若不审病症方药，徒泥于一脉，妄作三纲鼎立，则一误无所不误。"沈氏认为《伤寒论》的六经病篇颠倒颇甚，不能有效地体现辨证心法，为此必须重新编次。沈氏采用相类编次法，而非喻嘉言的《尚论》编次，主要有以下三类：一是按六经性质重排。如少阳病《伤寒论》仅记9条，大部分散在太阳病中，《伤寒卒病论读》按少阳病半表半里之性质增至18条，如把98条的小柴胡汤证移至少阳病篇，如此弥补了少阳经方剂之不足。又把103条"伤寒中风，有柴胡汤证，但见一证便是，不必悉具"移至少阳病篇，从而扩大了柴胡汤的临床应用范围。沈氏这种根据六经性质来适当移动条文的方法，是对六经辨证的完善。二是单列误治、传变篇。沈氏把《伤寒论》中107条误治条文（其中误汗47条、误下45条、误吐3条、误水逆2条、误火逆10条）汇成"辨误治"一篇，这样的编次有利于读者研究仲景误治病证的治疗原则，即"观其脉证，知犯何逆，随证治之"。沈氏又把《伤寒论》中44条传变条文汇成"辨传解"一篇，从动态的角度揭示疾病的本质，对认识证候之间的联系大有裨益。三是同方条文前后编。《伤寒论》记

沈又彭

载 113 方（缺 1 方），有同一方而多条文的现象，且这些条文前后杂乱分布，初学者不易掌握辨证规律。沈氏将桂枝汤证共 6 条前后编次，即第 2 条太阳中风的主脉主证，第 12 条太阳中风的证候及方药，第 13 条太阳中风的代表证候，第 97 条太阳中风营弱卫强的病机，第 54 条、第 53 条示营卫不和的发热、自汗之证治，这就扩充桂枝汤的应用范围。这种同方条文前后编次，对认识证候的实质以指导临床是有裨益的。沈氏这种同方条文前后编次，对认识证候的实质以指导临床是有裨益的。由此可见，沈氏不论是移动条文位置，还是另立篇章，抑或前后编次，都为揭示仲景辨证心法指明道路。

### 3. 从病因证候阐发六经学说

六经学说是《伤寒论》的主要理论，多数学者用一种学说解析，尚欠全面，沈氏按照各经的具体内容，按从病因、证候的不同性质，以阐发六经实质。如解析阳明、太阴经之实质。他指出："盖风、燥、热三气之阳也，入中州必犯阳明；寒、湿二气天之阴也，入中州必犯太阴。然人之专感一气者少，而数气并感者多。如湿、热二气并感，热为阳邪，入中州则犯阳明；湿为阴邪，入中州则犯太阴。"沈氏从仲景"五邪中人，各有法度"之理论，把外邪分为阴、阳二类，又从"阳则从阳、阴则从阴"的角度来阐述此二经的不同成因。沈氏还用外邪与证候结合方法论其实质，尝谓："阳邪犯阳，则食而不呕；阴邪犯阴，则不能食而吐；阳邪犯阳，则不大便；阴邪犯阴，则自利。证俱相反可认。若误下则胃中空虚，客气动膈，在阳邪则懊恼而烦，在阴邪则胸中结硬。倘再误攻，必至利而死。"这就把阳明、太阴证候揭示得淋漓尽致。沈氏如此论述，既重视病因作用，又注重证候的性质，实有辨证与辨病相结合的含义。沈氏又用气化学说的不同内容以解析少阳、厥阴经病的实质。他认为少阳经为阳枢，枢之意是操开阖之职，即有半表半里之意。少阳病是外邪侵犯少阳，枢机失利，经气不行，以致出现口苦、咽干、目眩等症状，因口、咽、目三者均为脏腑精气必经之地，即半表半里之病位。如桂枝加龙骨牡蛎汤证，即用"此误下少阳伤其枢机者"解析。沈氏认为厥阴经是三阴之尽，为风木之脏，内寄相火，性喜条达而功擅疏泄，以成升降协调的生理活动。如升降失调，则"阳泛于上，阴伏于下，而下寒上热之证矣，其病脏寒，蛔上入膈，是下寒之证据也；消渴，心中疼热，是上热之证据也。况厥者，逆也，下气逆上即是孤阳上泛，其病多升降少降；凡吐蛔，气上撞心，皆是过升之病"。沈氏立足临床，按少阳、厥阴经的不同特点，用气化学说开阖枢的内容揭示少阳经，用气化学说的升降内容解析厥阴经，值得医者学习与借鉴。另有太阳经用区域学说、少阴经用阴阳学说解析，其论亦确切精当。

**4. 分辨相似而相混之处**

沈氏提出"有相似而相混处即辨之，不嫌其病因之杂也"，如自汗一证，仲景以桂枝汤治疗，张元素以玉屏风散（黄芪、白术、防风）治疗，其差异之处：一为风寒之邪伤卫，邪在卫而营无邪气，本自无病，与卫相较而觉弱，其病机为"营弱卫强"，能令汗出，故用桂枝汤发散邪气，调和营卫；一为卫气虚弱，不能守护营阴，不能固摄汗液，其病机为气虚不能固表，故用玉屏风散益气实卫、固表止汗。若两者分辨不清而误用，就会犯"实实之戒"。再如背恶寒一证，背为阳，恶寒即阳虚证，但阳又有营卫与肾中之不同。在《伤寒论》中就有白虎加人参汤与附子汤两方可用。白虎加人参汤证中的背恶寒是热伤卫气所致，"与肾阳全无关涉，故止用人参补卫气，不用附子补肾阳"。至若附子汤证，"背恶寒者，则卫阳与肾阳并伤，则人参与附子"这两种如何区分？沈氏提出"伤肾阳者，口中和；伤卫阳者，口燥渴"。沈氏对于疾病诊断，不仅标出独特处，对于类似病症也要列出，所谓论中多类叙法，对应的方药也一一列出。足以看出沈氏认真的治学态度及对《伤寒论》的执着研读。

**5. 多法注释《伤寒论》条文**

沈氏的注释中肯贴切，能体现《伤寒论》的辨证施治，可以有效地指导临床。主要方法有三：一是主证注释法。症状是构成证候的基本元素，又是辨证的关键，沈氏对多种症状组成的证候用主证注释法，如蓄血证有少腹满，小便自利，发黄、发狂、健忘、大便色黑、脉沉结或沉涩等症状，沈氏在130条下注释曰："惟少腹满而小便利者，斯为确

沈又彭

据。"主证注释有提要钩玄之用，给临床医者示其用药依据。二是证候类别注释法。《伤寒论》中记载了许多类似的证候，沈氏对此用类比方法注释。如304条"少阴病，得之一二日，口中和，其背恶寒者，当灸之，附子汤主之"，沈氏注曰："背为阳，阳部恶寒，阳虚明矣。然人参白虎汤亦有背恶寒证，惟口中燥渴惟异耳，故必口中和者，乃可用附子汤。"如此注释有审同析异之优势，有鉴别诊断之用。三是腹诊注释法。诊断《伤寒论》的若干证候注重用腹诊注释，如131条"阳明之为病，胃家实是也"，沈氏注曰："胃家实，言以手按胃中实硬也。"必须说明，沈氏所说"胃中"即是脘腹之胃，非仅仅脘部也。腹诊为切诊的主要内容，在急腹症的诊断中尤其必要。

## （二）临床诊治经验

沈氏编《伤寒卒病论读》的目的就是"专为临诊时识病"，故他在书中提出许多在临床值得重视的诊治经验。

### 1. 善用经方治女科病

沈氏治妇人病临证擅长应用仲景经方。如妇人恶阻蛔虫案，服乌梅丸四日蛔止，呕亦不作；又如妇人产后失血泄泻案，服用真武汤加减两剂，寒战定。沈氏对妇人热入血室诊治尤其精通，如治一妇热多寒少、谵语夜甚、经水来三日、病发而止，前人用小柴胡方，加重阳明燥热之证，而沈氏用白虎汤加生地黄、麦冬，二剂即热退神清，唯二十余日不大便，再与麻仁丸三服，得便即安。而另两则热入血室案，一则用胆草、黄芩、山栀、丹皮、羚羊角、芦荟、甘草、归身等药煎服，一剂知，四剂愈；一则用肾气丸，早晚各服二钱，患者神气即清。沈氏总结热入血室证：此即前所云似是实非之证，不可不辨。

### 2. 临证重视腹诊

沈氏通过腹诊可以判断太阴病、阳明病的寒热虚实病机。沈氏认为：太阴、阳明俱属土，同主中州，病则先形诸腹。阳明为阳土，阳道实，故病则胃家实，而非满也；太阴为阴土，阴道虚，故病则腹满，而不能实也。沈氏腹部触诊，如果胃实非满属阳明病，如果腹部痞满而不实属太阴病。

### 3. 专论误治

《伤寒论》中有许多关于误汗、误下、误吐等误治之证，沈氏专立篇章进行论述。他说："前太阳证中二十余方，皆疗未经误治之正病，此以下皆论误治之变证也。"如"大汗出，热不去，内拘急，四肢疼，又下利厥逆而恶寒者，四逆汤主之"。沈氏认为这是误汗之甘草附子汤证，他说："证本自汗出，误汗则大汗出；证本发热，误汗则热不为汗减；证本骨节烦疼，不得屈伸，误汗则内拘急，四肢疼；证本大便反快，误汗则下利；证本恶风，不欲去衣，误汗则厥逆而恶寒。"同时申明发汗的禁忌证。再如"太阳病下之后，其气上冲者，可与桂枝汤""太阳病下之后，脉促胸满者"等，都是误下之证。沈氏认为伤寒结胸、痞证均由误下而来。此外，还有误灸引起的火逆等证，故他告诫"常细察之"。

### 4. 脉证合参

仲景十分重视脉诊，在《伤寒论》中尚有"辨脉法"和"平脉法"两篇脉法的专论，并详细解释了二十七种脉象。特别是在辨疑似证时，往往以脉定证。如太阳病伤寒与中风，以脉浮紧、浮缓以示区别，因此有部分注家认为，"脉法为法祖百千法，皆从此辨定"，沈氏认为这是错误的。他说："余独以为不尽然。是论六经篇首，必题辨某经病脉证，是教人病脉参看，方得真据，不然则一面之词矣。"他举《伤寒论》中有不少"脉同而病异者"，即使"同一阴阳俱紧，无汗者，当发汗；汗出者为亡阳。同一脉数，能食者，实热；吐食者，胃冷"。故他强调指出："夫当汗与亡阳，实热与胃冷，证如冰炭，而脉则毫无异处，是知辨脉而不合参病证，贻害尚可问哉。"其实仲景在《伤寒论》中提到"观其脉证，知犯何逆，随证治之"，说明脉与病证在辨证过程中占有同等重要的地位。此外，沈氏还提到色诊的重要性，他说："医有望色一法，真防微杜渐之不可废也。"

### 5. 痉病辨证

有关《伤寒论》痉病的病机，历来注家见解不同。有主湿者，谓

沈又彭

其脉沉而细；有主燥者，谓《金匮要略》方中用瓜蒌根；有主血少者，谓血虚则筋急。沈氏认为这些说法均可疑，并逐一进行了批驳：所谓主湿，"然观主治方中，全无燥药"；所谓主燥，"然方中尚用麻、桂温散"；所谓血虚，"然方中不以补血药为君"。他认为这是"风伤卫之变局"。他说："夫卫行脉外，即在肌肉腠理间。风邪中卫，由太阳而入壅肌腠之间，脉道挤小，所以沉而细也；脉道时通时塞，所以卒口噤，背反张也；肌肉不能展舒，所以项背强几几；阴阳不能升降，所以头热足寒，面赤目赤也。"证之临床，痉病常见的病因病机多为风寒湿邪侵袭人体，壅阻经络，气血不畅，或热盛动风，或热灼津液。沈氏分析言之有理，可供参考。

## 四、原文选释

【原文】叙称是论，撰用《素》《难》，考《难经》伤寒有五，有中风，有伤寒，有湿温，有热病，有温病，即《素问》寒暑燥湿风之五气也。五气病人，大略相似，本论辨证，正辨此等相似证耳。故首以头痛、胃实等项分六经，即以渴字认燥热，小便不利认湿气，汗字判风寒，纵横辨察，任其一气端至，数气并至，总无遁情矣。自叔和颠乱，后知此者甚少。近来讲伤寒者，称方有执、喻嘉言、程郊倩、程扶生、柯韵伯五家，然各有得失。方有执首察叔和之胶，削去叙例，共识卓然，惜于五气并论，尚未明晰。柯韵伯止论六经为病，未辨何邪来病六经。喻嘉言将痉湿暍温一并摘出，如何比类辨别，似皆失立论本意。（《伤寒论读·凡例》）

【阐释】沈氏认为《伤寒论》成书之际，屡遭兵火，又经多次整理而成，所以现存的版本不能体现仲景著书之旨；又认为《伤寒论》的最大贡献是创立辨证施治。从医史资料考查，张仲景当时著《伤寒杂病论》包括了伤寒（外感病）、杂病二个内容，沈氏推测仲景的伤寒是"《难经》曰：伤寒有五，故论名"，所以从广义出发较能完整地体现辨证施治之精华。这些观点，与柯琴、吕震名相似，可能受其影响。

【原文】脉法一篇，方、喻二家以为非仲景旧制，而程郊倩独尊信不疑，抑何识见之迥异耶？良以是篇原非出自一手故也。尝读仲景原叙，知是论引用有《平脉辨证》一书，想撰论时所引用者，采布六经，其所不引用者，不忍弃置，附于论末，仍名平脉法。后被俗医附会，所以间杂鄙俚，而叔和校订时，又将太阳中无六经字面及无方治数条并入，所以愈增错乱。今将二脉法仍全录不遗，以备查考。（《伤寒论读·平脉法》）

【阐释】《伤寒论》条目编次争议，历来注家见解不同，沈氏认为原文虽经叔和编次有所错乱，但"平脉法"和"辨脉法"二篇应为仲景原文，不应删去，询为卓识。

【原文】阳明、太阴俱属土，同主中州，而阴阳不同。阳道实，阴道虚之各异耳。故阴阳五气之偏，犯着中州地面，阳邪病阳，阴邪病阴，各从其类。盖风、燥、热三气，天之阳也，入中州必犯阳明；寒、湿二气，天之阴也，入中州必犯太阴。然人之专感一气者少，而数气并感者多。如湿、热二气并感，热为阳邪，入中州则犯阳明；湿为阴邪，入中州则犯太阴。条内称阳明病系在太阴者，即湿热并感证也。（《伤寒论读·辨阳明病脉证》）

【阐释】六淫之邪以阴阳属性分类，并结合伤寒六经病位进行归纳，确实别开生面，令人耳目一新，可作参考。

【原文】阳明病，或发热，或潮热，总无身不热之阳明，身不热而胃似实，是太阴而非阳明矣。或汗多，或微汗，总无不汗出之阳明，不汗出而胃似实，非兼外证，即属久虚与寒湿，非真阳明病也。夫恶寒，太阴证也；微恶寒、不恶寒者，犹未离乎太阳也；惟不恶寒、反恶热，乃是阳明的证。注伤寒家皆以胃家实为在内之腑病，承气汤主治；以身热、汗出、恶热为在外之经病，桂枝汤主治。不思桂枝汤为恶寒而设，若不恶寒、反恶热，如何可用桂枝汤？是经病之说谬也。况以身热、汗

沈又彭

· 113 ·

出、不恶寒分作经病，则其所为腑病者，必身不热、汗不出、反恶寒明矣，而可用承气汤以下之耶？（《伤寒论读·辨阳明病脉证》）

【阐释】以体温及汗出情况来鉴别阳明病经证、腑证，方法简单，容易掌握，颇切临床实际。

## 五、医案选按

### 1. 时证案

夏，三四。温邪作痛，上焦气分内应于肺，初起尽月洒淅微寒，邪非重着，仍能安谷，久则温蒸伤津，令人消烁肌肉。仿仲景饮食消息之法。

早服淡豆腐花一杯，眂服甘蔗浆，葱白丸每服钱半，红枣汤服二两。（《沈俞医案合钞·时证》）

【按】仲景在论"瘅热无寒"条时，不出方药而以饮食消息之，说明他承袭了《黄帝内经》的观点出发，虽未刻意论述饮食疗法在伤寒杂病治疗中的重要意义，然而结合个人临床经验，寓药于食，运用饮食疗法，被后世推崇为饮食疗法的奠基人。

### 2. 热病案

顾，二十，舌起黄苔，烦热口渴，伏暑未清，蔬食旬日，不致变证。

竹叶石膏汤。（《沈俞医案合钞·热病》）

【按】竹叶石膏汤出自《伤寒论》，由竹叶、石膏、半夏、麦冬、人参、甘草、粳米组成，具有清气分热，清热生津，益气和胃之功效，治疗热病之后，余热未清，气阴两伤，虚羸少气，呕逆烦渴，或虚烦不得眠，舌红少苔，脉虚而数；以及暑热所伤，发热多汗，烦渴喜饮，舌红干，脉虚数。现用于肺炎、麻疹或麻疹并发肺炎、流行性脑脊髓膜炎、流行性乙型脑炎、糖尿病、小儿夏季热、中暑等病后期余热不清，耗伤气阴者。

### 3. 疟案

周，三七。邪在阳为三疟，再为烦劳伤阳，寒起足趾，甚则指节若堕，饮冷不适，阳伤大著，身痛转甚，议用温经一法。

桂枝汤加白术、附子。(《沈俞医案合钞·疟》)

【按】桂枝汤治疗疟疾，当以证见热少寒多，口不渴，神疲（精神不振）体倦等之寒疟，以和解表里，温阳达表方为合拍。如为症见热多寒少，汗出不畅，口渴引饮等之温疟，当用白虎加桂枝汤以清热解表，和解祛邪为治。

### 4. 恶阻蛔虫案

沈尧封治朱承宗室。甲戌秋，体倦吐食。诊之，略见动脉，询得停经两月，恶阻症也。述前治法，有效有不效。如或不效，即当停药。录半夏茯苓汤方之，不效，连更数医。越二旬，复邀沈诊，前之动脉不见，但觉细软，呕恶日夜不止，且吐蛔两条。沈曰：恶阻无碍，吐蛔是重候，姑安其蛔，以观动静。用乌梅丸，早晚各二十九，四日蛔止，呕亦不作。此治恶阻之变局也，故志之。(《续名医类案》)

【按】观此案则可见厥阴病，宜甘温以补之，酸涩以收之，辛热走泄以助火。乌梅丸酸苦辛并进，寒热并用，攻补兼施，既能安蛔止痛，又能温脏补虚，适用于胃热肠寒、寒热错杂之蛔厥重证。

### 5. 热入血室案

沈尧封曰：一妇热多寒少，谵语夜甚，经水来三日，病发而止。本家亦知热入血室，医用小柴胡数帖，病增，舌色黄燥，上下齿俱是干血。余用生地、丹皮、麦冬等药，不应。药入则干呕，脉象弱而不大。因思弱脉多火，胃液干燥，所以作呕，遂用白虎汤加生地、麦冬，二剂热退神清。唯二十余日不大便为苦，与麻仁九三服，得便而安。(《沈氏女科辑要》)

【按】热入血室病机不是热犯胃气及上二焦者，所以不可攻下，也不可吐汗。看似是实而非实之证，不可不辨。前医误用和解少阳方剂小柴胡方，病情加重，沈氏了解病情为阳明燥热之证，用白虎汤加减治疗阳明病清解，用麻仁丸治疗脾约证。

### 6.产后失血泄泻案

沈尧封曰：乙亥初夏，傅木作妇，产时去血过多，随寒战汗出，便泻不止。余用大剂真武，干姜易生姜，两剂，战少定，而汗、泻如故。又服两日，寒战复作，余用补中汤去人参，加附子两剂。病者云：我肚里大热，口渴喜饮，然汗出下利，寒战仍不减。正凝神思虑间，其母曰：彼大孔如洞，不能收闭，谅无活理。余改用黄芪五钱炒，北五味四钱捣，白芍三钱炒，归身一钱五分炒，甘草一钱五分炒，茯苓二钱，大枣三个。一剂病减，四剂而愈。(《沈氏女科辑要》)

【按】观此案初则见少阴寒化证，肾阳虚失于固摄，则下利，用真武汤温阳利水而后寒战止；后则可见气虚不能收摄者，宜甘温以补之，酸涩以收之，不可用辛热走泄以助火而食气也。

### 参考文献

[1] 沈敏南.评沈尧封的《伤寒论读》[J].国医论坛，1988（2）：32-33.

[2] 杨杏林.沈又彭与《玄机活法》[J].中医文献杂志，2013，31（5）：9-10.

[3] 沈又彭，俞震.中医古籍珍稀抄本精选（十四）：沈俞医案合钞[M].上海：上海科学技术出版社，2004.

# 沈明宗

## 一、生平简介

沈明宗（生卒年不详），字目南，号秋湄，浙江檇李人，生活于清康熙年间。沈明宗少攻举子业，亦潜心禅宗，旁通医典，师从清初名医石楷。其失偶而不复娶，客游燕都，后至江苏邗江，姻缘缔合，遂止禅心，专攻医术，颇有声名，抱病求治者踵接，暇则与其弟子谈医论道。沈明宗精研仲景之学，著有《伤寒六经辨证治法》八卷，又撰有《伤寒六经纂注》二十四卷、《金匮要略编注》二十四卷、《虚劳内伤》二卷、《温热病论》二卷、《妇科附翼》一卷、《客窗偶谈》，刊行于世。据《客窗偶谈》跋载，沈氏弟子有季蕙、施樊等。

## 二、主要著作

沈明宗著述甚多，其于仲景著作研究尤为尽力，《伤寒六经辨证治法》和《金匮要略编注》是其代表之作。

### 1.《伤寒六经辨证治法》

《伤寒六经辨证治法》，八卷，撰于康熙三十二年（1693）。开篇为吴序和内容提要，卷一为重编《伤寒论》大意、太阳上篇证治大意（风伤卫），卷二为太阳中篇证治大意（寒伤营），卷三为太阳下篇证治大意（风寒营卫两伤），卷四为阳明上、中、下篇证治大意，卷五为少阳全篇证治大意、合病、并病、过经不解、坏病、痰病及附门人问答，卷六至卷八分别为太阴全篇证治大意、少阴前篇证治大意、少阴后篇证治大意、厥阴全篇证治大意、关格、差后劳复、阴阳易病。沈氏推崇明代方有执《条辨》、喻嘉言《尚论篇》，并批评王叔和整理的《伤寒论》编次不明与程郊倩的《后条辨》的效颦，认为《伤寒论》中所谈六气外感，主要是"风伤卫、寒伤营"，故体例从喻嘉言氏，将六经篇目合病、并病、过经不解、差后劳复等均另立篇名，"惟以正治汗、吐、下次之于前；误治变端，次之于后；风寒两伤，误治诸变，逐段拈出"。书中突出六经主病，颇多个人见解。

**2.《金匮要略编注》**

《金匮要略编注》，二十四卷，初名《沈目南编注张仲景金匮要略》，刊于康熙三十一年（1692），于次年重刊时改名为《金匮要略编注》。沈氏认为王叔和编集《伤寒杂病论》往往参入己见，致使不少条文序列颠倒，意义反晦，故卷一首叙"重编大意"，将"夫人禀五常……"节冠于首，其次分别列"时令""问阴阳病十八""望色""闻声""问治未病""五脏病喜恶""五脏攻法""误治救逆""切脉""厥""喘息"等十二类；卷二至卷二十三"痉湿暍病"至"杂疗方"，仍依《金匮要略》原文篇目，卷二十四将"禽兽鱼虫""果实菜谷"两篇合为一卷。通过重新编注，使《金匮要略》原文条理更为清晰，尤能提纲挈领，示人以门径。沈氏注文分析病理、病机较为深入，其中不乏精辟见解。

**3.《伤寒六经纂注》**

《伤寒六经纂注》，二十四卷，成书于清康熙三十二年（1693）。作者精研张仲景之学，推崇《伤寒论》注家中的方有执、喻昌所倡的"三纲辨证"方法，在书中详细论述了伤寒六经病证的不同辨证论治，注释条文也颇有新见。

**4.《虚劳内伤》**

《虚劳内伤》，二卷，系沈氏自辑《医征》丛书之一，刊于清康熙三十二年（1693），论述内伤杂病证治凡三十四种。各病均引经据典，阐述其病因、病机及治则治法，或附方药及煎服方法。

**5.《客窗偶谈》**

《客窗偶谈》，不分卷，是一部以问答形式记录的医学笔记，凡二篇，共21问。第一篇（无篇名）设5问，第二篇为"辩天地六气标本"，设16问，内容涉及五运六气、伤寒治法、《难经》要义、对《素问》王冰注文解释以及骨蒸内热、情志虚劳、疫病等。

此外，沈氏还撰有《妇科附翼》一卷、《温热病论》二卷，均收录于自辑《医征》丛书中，刊行于世。

## 三、学术观点与诊治经验

### （一）学术观点和特色

#### 1. 推进三纲鼎立说

沈氏推崇方有执、喻嘉言二氏所创的"三纲鼎立"之说，即"风伤卫，寒伤营，风寒营卫两伤"。他不仅承袭方、喻二氏，还在编次上更进一步。除太阳篇外，少阳篇亦按"三纲"重编，其他诸篇多以"三纲"注解分析。沈氏虽然肯定了喻嘉言《尚论》超越众人之见，但也指出了不足，亦有疏忽不当之处。如把正治之法编入误治条下，而风寒两伤误治诸条，或结胸、痞硬同见，或失用大青龙，独用桂枝，或单用麻黄诸误，均给予分析。故他将"今余六经篇目，并合过经诸名，仍步嘉言之旧。惟以正治汗吐下，次之于前，误治变端，次之于后，风寒两伤误治诸变，逐段拈出。然虽编次，而仲景以风寒阴阳表里虚实，前后互举繁多，余今不过提其篇中大纲而已，须以三阴三阳参照，始得仲景之意"。对喻嘉言"三纲鼎立说"一派有进一步发挥。虽然有不少医家如柯韵伯等人对"三纲鼎立"之说持批判态度，认为其"割裂营卫，混淆风寒"，但从伤寒学的发展史来看，它的提出对《伤寒论》重新编次归类是有新意的，促进了仲景《伤寒论》学术的百家争鸣，且细究持三纲鼎立说医家之注解，其实质是注重传变，亦值得称道。

## 2. 独重风邪分四时

风为百病之长，善行而数变，在四时则随四时，在八方则随八方，所以仲景辨别营卫风寒、表里阴阳、虚实标本，而立汗、吐下和温之法，精备之极。沈氏认为"若在春月头项强痛、恶风、脉缓或弦为风，夏月脉浮而洪为火，长夏脉沉而细为湿，秋月脉浮细紧为燥。若以篇中六经风伤卫证推治，发热、汗出、恶风、脉缓，乃补太阳风伤卫，表证全具，而为中风，桂枝汤为风伤正治法。风邪属阳而伤卫气，故脉浮，阴无邪助而脉弱。然风寒于太阳，脉必皆浮，但阳缓阴紧有别。若卫分受风，其性属温，阳强不固，腠理开发，阴其扰乱不能自守，则自汗出，内气馁而啬啬恶寒，腠理疏而淅淅恶风，此虽风寒之举，义实重于风寒。然伤风恶寒，未有不恶寒者；伤寒恶寒，未有不恶风者。后人传谓伤风恶寒，苟简辨证，以免贻祸后人。而翕翕发热，即气蒸湿润之热，较伤寒干热不同。风邪上壅则鼻鸣，犯肺则干呕"，寥寥几句，就将桂枝汤证或者说太阳中风证病机表达得明明白白。他又指出"春夏感风温热诸病，易如反掌。邪入腠理，太阳为先，而当令之气致病之特点，不可不识。寒乃六淫之一，气旺于冬，人感之者必入太阳司命之经，即发头疼、身热、恶寒、脊强腰痛，随其经络而显本寒标热，或直中阴经，皆名伤寒。正如《内经》所谓人之伤于寒也则为病热"。对于那些认为"春病为风温，夏为暑热，秋为凉燥，冬月严寒谓之伤寒，邪气因四时而不同"的说法，沈氏批评道"今庸流不别风寒暑湿燥火，脉之浮沉紧缓，时之春夏秋冬，一见头疼身热，遂作太阳伤寒发汗，混同施治，诛伐无过，元气顿削，病剧至死"，说明风为春季的主气，但四季皆有，故风邪致病四时皆会发生。

## 3. 注释据经合己见

沈氏能依据《内经》《难经》等经典著作，结合自己的心得体会加以注释《伤寒论》。如《伤寒论》第159条"伤寒服汤药，下利不止，心下痞硬，服泻心汤已，复以他药下之，利不止，医以理中与之，利益甚。理中者，理中焦，此利在下焦，赤石脂禹余粮汤主之。复不止者，当利其小便"，沈氏根据《灵枢·营卫生会》篇所说的"下焦者，别回肠，注于膀胱而渗入焉。故水谷者，常并居于胃中，成糟粕，而俱下于大肠，而成下焦，渗而俱下，济泌别汁，循下焦而渗入膀胱焉”之意，认为下焦具有分清别浊的功能，他说："此连下焦与大肠之气不固，水谷直趋肠间，所以其利益甚。"明确指出，利在下焦的原因是下焦虚寒，水走肠间，大肠有失收摄，治不得法，故利益甚，水气聚于下焦，清浊难分，故当利其小便，分渗水谷。又如当归四逆汤治疗四肢厥冷，沈氏以《素问·厥论》《灵枢·本神》为依据，认为"此为肝血虚而受邪之治也。手足厥寒，脉细欲绝，乃厥阴阳明气血皆不足也。但厥阴属肝而藏血，邪入当以血为主治"，说明肝藏血，肝血亏虚，濡养不足，受寒邪侵袭，血虚寒凝而四肢冷，解释较为允正至当。

### 4. 不囿旧说创新见

沈氏不囿于旧说，在注释《伤寒论》时频频创新见。如《伤寒论》第172条"太阳与少阳合病，自下利者，与黄芩汤；若呕者，黄芩加半夏生姜汤主之"，成无己等注家认为是太阳与少阳合病，沈氏说："此太少之邪合胃，上逆下利也。太少合病，里证当见胸满胁痛，但木盛则土虚，邪逼胃中水谷，故自下利。此当舍太阳而从少阳之治，以救胃气之主。况邪机内向，故以桂枝汤去走表之桂枝，而以甘、枣专补脾胃。黄芩能清木火之热，芍药和脾而疏土中之木。若呕者，乃风邪以夹胃中痰饮上逆，故加姜、半涤饮散邪而止呕逆也。"明确指出这是太少之邪热下迫阳明所致，治疗应清胆热，和胃气。又如吴茱萸汤在《伤寒论》有三处：一见于阳明篇，"食谷欲呕，属阳明也，吴茱萸汤主之；得汤反剧者，属上焦也"（第243条）；二见于少阴篇，"少阴病，吐利，手足厥冷，烦躁欲死者，吴茱萸汤主之"（第309条）；三见于厥阴篇，"干呕，吐涎沫，头痛者，吴茱萸汤主之"（第378条），自古及今，大多随文释义，认为吴茱萸汤可统治太阳、少阴、厥阴三证。沈氏仔细推敲，认为第243条并非单纯的阳明胃中虚寒之证，而是"夹厥阴肝经逆胃而致"，他说："食谷欲呕，虽属阳明，恐夹肝经逆胃所致，先以吴茱温肝，下逆而探之。若得汤反剧，则非厥阴之呕，正少阳或太阳之邪传入阳明腑病之呕，为属上焦也。"对第309条，他认为病机是"少阴并夹

沈明宗

厥阴而乘胃",指出:"此少阴并无夹厥阴而乘胃也。少阴邪盛,淫溢于肝,肝肾之邪协逆胃中,逼迫水谷下奔,阳微不能固摄,故上吐下利而手足厥冷。然肝为将军之官,是被肾阴逼迫,则阳神飞越,躁急不宁。此乃阳欲上脱,阴欲下脱,故烦躁欲死。但无自汗,正在欲脱未脱之际,还可追阳返宅,故用吴茱萸汤专驱脾肾之寒而下逆气,人参、姜、枣温胃补中,俾正气得补而寒气散,吐利烦躁即止矣。"清·周扬俊在《伤寒论三注·卷四》也说:"然则张仲景立吴茱萸汤,本以治厥阴病,乃于阳明之食谷欲呕亦用之何哉?盖脾胃既虚,则阳退而阴寒独盛,与辛热之气相宜。况土虚则木必乘,乘则不下泄,必上逆,自然之理也。然后知未得谷前已具上逆之势,况谷入而望其安胃耶?"可见其病机为肝胃虚寒或胃气虚寒,木来克土,乃厥阴与阳明合病,绝非单纯的阳明胃中虚寒证。因此,沈氏说理透彻,切中病机。

### (二)临床诊治经验

沈氏具有丰富的临床经验,据其所著的《客窗偶谈》中"四时疫病问答"中说:"余故著《温热病论》,立柴芎香豉汤、香豉散火汤表里二方,适值康熙庚申二、三、四、五月,君相二气之间疫厉盛行,以治数千人,而得皆愈。"

#### 1. 五脏皆有逆从之治

《素问·至真要大论》谓"逆者正治,从者反治",就是说用药逆证候而治是"正治"法;从证候而治是"反治"法。沈氏认为,《素问·脏气法时论》所言的"肝欲散,急食辛以散之,用辛补之,酸泻之"等五脏逆从之治,是"气分逆治之法",而仲景所谓的"肝之病,补用酸,助用焦苦,益用甘味之药调之",则是血分从治法,"诚补《内经》之未发也"。他反复将仲景原文仔细推敲,提出"五脏气血皆有逆从之治"。他说"夫肝藏血,为阴中之阳,其性温而气欲散。若血虚者,当以味酸从治而补之;血实者,当以味辛气凉逆治而散邪;气虚者,当以气温从治而补气;气实者,当以气凉逆治而散邪"。同理,"心主血,为阳中之阳,其性热而气欲软。血虚者,当以苦温从治而补之;血实者，当以辛甘逆治而散邪；阳虚者，当以甘热从治而补阳；阳实者，当以气寒逆治而散邪。脾主湿，为阴中之至阴，其性湿而气欲缓。血虚者，当以味甘从治而补阴；血实者，当以味苦逆治而泻邪；阳虚者，当以甘热从治而补阳；阳实者，当以苦寒逆治而泻邪。肺主气，为阳中之阴，其性燥而主气，气欲收。血虚者，当以味酸从治而补阴；血实者，当以味辛逆治而散邪；气虚者，当以气温从治而补气；气实者，当以气凉逆治而泻邪。肾主水，为阴中之阴，其性寒，其气坚。阴虚者，当以味咸气寒从治而补阴；阴实者，当以味甘气热逆治而泻邪；阳虚者，当以气热逆治而补阳；阳实者，当以气寒从治而泻邪"。这是五脏寒热温凉湿正气补泻大纲，对临床具有重要参考意义。

### 2. 凭脉象鉴别虚劳

虚劳为中医特有概念，是由于禀赋薄弱、后天失养及外感内伤等多种原因引起的，以脏腑功能衰退，气血阴阳亏损，日久不复为主要病机，以五脏虚证为主要临床表现的多种慢性虚弱症候的总称。沈氏认为，虚劳"由劳伤气血，内损所致之病"，可凭脉象来诊断虚劳。他说："虚劳之脉，毋论浮沉、迟数，必现虚而无力，故冠虚字为首。"又可分气血二者。"若偏劳于气，则元气不摄，气乱化火而脉大。或劳营血，脉空虚而极虚矣"。因此，他提出以脉大、脉虚来分辨气血虚劳。对于仲景治疗虚劳的方药，如桂枝加龙骨牡蛎汤的主治证，沈氏说："此营卫阴阳不足，虚劳脉证，以从中气而治也。"指出该方可用于阴阳不足，兼夹气虚之虚劳证候，补充了仲景原文的不足。

### 3. 有汗无汗辨骨蒸

沈氏对于骨蒸内热的诊治颇有心得，他在回答门人提问骨蒸的辨证分型时说："虽属相火，必达渊源则可。……要知相火之旺，必因肾水虚衰，失水浸灌，骨髓空虚，火陷骨中，则蒸热不已。但其源有二：若心包相火以夹肝气入骨蒸热，则无汗；若乎少阳相火入骨蒸热，其机开泄外发，则当有汗，即《脉经》谓之阳陷入阴，精血弱是也。"明确指出骨蒸内热应根据有汗、无汗来辨别是属心包相火还是属于少阳相火，在临床上很有应用价值。

**4. 阐发补脾补肾说**

对于有关"补脾"还是"补肾"的问题，历代医家一直有所争议。有谓"补脾不如补肾"，有谓"补肾不如补脾"。沈氏认为，脾胃虚衰，不能限于补脾，因子病及母，还应当补肾，他说："脾胃既虚，必因母气失萌，又当补其母。盖因脾土相火生之，胃土心火生之，故胃虚则当补心而生戊土。若脾虚，当补肾中真阳而生己土，所以有补脾不如补肾之说。若肾水不足，又当补后天脾胃营血，有形之质以济肾水，故有补肾不如补脾之说。"明确指出了补脾或补肾都应根据病情需要而加以结合应用，为临床提供了重要指导。

## 四、原文选释

【原文】寒伤太阳一经，原有风伤卫、寒伤营、风寒两伤营卫，以桂枝汤解肌，麻黄汤发表，大青龙汤两解风寒，故列三篇。而阳明有太阳阳明，正阳阳明，少阳阳明，所以亦汇三篇。然少阳主胆，而无出入，气多血少，病在半表半里之间，汗吐下三法皆禁，惟宜小柴胡和解表里，别无他法可施。虽有风寒两伤，表里偏多偏少，亦不越小柴胡汤增减出入，所以汇合一篇，俾读者易会其意耳。(《伤寒六经辨证治法·少阳全篇证治大意》)

【阐释】本段沈氏阐述了太阳一经三篇的编次缘由为三纲鼎立之故，而阳明三篇为三阳明之故，而少阳只能一篇，因治法只能和法加减，唯尔无他，故只能汇合一篇。

【原文】凡服桂枝汤，啜热稀粥一升，以助药力，温覆取微似汗，千有余年，从来不讲，今特明之，业医者不可弃之而不用。盖桂枝汤原为风伤卫气，邪在肌肤，仅取微微似汗而设。但桂枝气味俱薄，服过片时，其力即尽，尝有不及之弊，故病不除。所以仲景巧思营卫同源，出于中焦，非和胃气则药力不行，非药力则风邪不去，故以桂枝汤专和营卫，助以热稀粥，补胃气而益气血之源，使胃气长而营卫充，营卫充则药力行，邪气才能得解，此神妙至精之法。非惟冬月，即春、夏、秋三时感冒，用败毒、香苏、羌防等汤，亦可仿此，则一剂全瘳矣。盖三时感冒，皆是风邪为病，正欲胃气充盛，则风邪散而不传于内。俗医不明，一见头疼发热，不惟不用此法，反禁饮食，肆投苍、朴、楂、曲消克胃气，何异开门延盗？岂能治伤寒者哉？（《伤寒六经辨证治法·太阳病》）

【阐释】沈氏对于桂枝汤的服用方法很重视，桂枝汤是经方之中最有名的方剂之一，它被赞道"为仲景群方之冠"。但如果服不得法，不注意服后禁忌，就达不到"滋阴和阳，调和营卫，解肌发汗"的作用。

【原文】夫真阳一气，乃人身立命之根，寄于右肾。故肾有两枚，然左肾通于阴血，右肾通于阳气，《易》为太极，既先天阴阳之气也。盖人之阴阳有偏胜，故治病必当先分阴阳，后以中风伤寒别之。然风邪属阳，传于少阴，以阳从阳，势必从乎火发，显呈口燥咽干，热邪炽盛等证，当以清热润燥救阴而为先务者，已列前篇。兹述寒邪伤营，传入肾中，以阴从阴而从水发，则显手足逆冷、腹疼下利、呕逆、恶寒蜷卧、汗出亡阳、虚寒等证，则当回阳为主，悉归此篇。然粗工不解，必于曾犯房劳，始敢用温，及遇一切当温之证，反不能用。讵知未病时先亏肾水者，不可因是认为当温之证，其人必真阳素亏，而受外寒，从阴而发，或汗吐下，扰阳外出，不能内返，势必藉温药以回其阳，方可得生。于斯参酌，而少阴之治，则冰炭判然矣。（《伤寒六经辨证治法·少阴全篇证治大意》）

【阐释】沈氏述少阴经病脏腑特点，风邪为病，为热，当清热润燥而救阴，为前篇所述，本篇着重描述寒邪伤营入肾中的病机及证候，以回阳为治法，批评下工不知少阴寒证病机而导致坏病发生。

【原文】经云：六日厥阴受之。厥阴脉循阴器，络于肝，故烦满而囊缩。是以次序而言也。或三五六日，即传厥阴，甚有二三候，尚未传于厥阴，所以不可拘定日数而论也。仲景推广其义，补出消渴气上冲心，心中疼热，饥而不欲食，食则吐蛔，下之利不止，乃为木乘土病。若邪抑胃阳下降，不能升达四肢，则厥而下利，胃气复而上升，木邪归上则厥。后发热而利自止，为病退。热后发厥，胃受木制，乃为病进。木胜则厥多热少，胃胜则厥少热多。所谓厥深者热亦深，厥微者热亦微。厥者必发热，前热者后必厥。第每多兼证，若本经自病，则为喉痹，乘胃气逆则呕，水谷下夺则利，郁甚则厥，胃阳升则身发热，而利自止，胃阳发露，能食则为除中。若乘挟少阴肾寒愈盛，则为阳虚寒厥，所以温之灸之，乃回肾中之阳也。但厥证每多属阳，所以仲景辄用三阳治法，乃因邪从外入，欲引从外而出，即谵语当下之证，只用小承气，和其胃气，而他证皆不用下，因病在厥阴，而下则徒伤胃气，反致厥逆不止而死。然篇中风寒互发，阴阳虚实不一，故列全篇。第厥阴一证，历代诸贤，阐理欠明，当以鄙见，以复详玩。（《伤寒六经辨证治法·厥阴全篇证治大意》）

**【阐释】**沈氏通过《素问·热论》厥阴病条文引出仲景厥阴病大纲，推论三种机制：一是木乘土病，从五行推论；二是乘挟少阴肾寒证，从脏腑入手；三是转属三阳，从六经转化入手。一环套一环，环环相扣。

**【原文】**此因大病瘥后，余邪未清，肾虚气滞，胃邪挟湿下流于肾，壅闭胃关，水气泛滥，则腰以下肿，是为阳水。以泽泻散之牡蛎咸寒，收阴壮水之正，以泽泻、商陆，峻逐浮水下行，海藻、葶苈，宣通气血二分之壅，瓜蒌根、蜀漆，以清湿壅气分痰热之标，是非真阳衰惫，所以用此峻逐耳。（《伤寒六经辨证治法·厥阴全篇证治大意》）

**【阐释】**此篇是对《伤寒论》第395条"大病差后，从腰以下有水气者，牡蛎泽泻散主之"的注释。部分注家皆从药物的性能上解。如张志聪《伤寒论集注》谓："牡蛎、泽泻能行水上；瓜蒌根、商陆根能启阴液，性皆从下而上；蜀漆乃常山之苗，从阴出阳；海藻能散水气于皮肤；葶苈能泻肺气而通表，气化水行，其病当愈。"张锡驹《伤寒直解》说："牡蛎水族而性燥，故能渗水气；泽泻久服能行水，上其行水之功可知。蜀漆乃常山之苗有毒，《本经》主治咳逆者，乃肺气不能通调水道，下输膀胱，上逆而咳，故取治水气，乃从阴出阳之品也；海藻气味咸寒，生海中……故能下十二水肿；瓜蒌根引水液而上升，不升则下降也；商陆苦寒，其性下行，故本经主治水肿；葶苈上利肺气，清水之上源也。诸药性烈而下水最捷，不可多服，故曰小便利止后服，不必尽剂也。"言语颇多而不得要旨。相较之下，沈氏的注解可为直接明了，要言不烦。

### 参考文献

[1] 张荣欣，姜枫，蔡永敏.《伤寒六经辨证治法》述要 [J]. 广州中医药大学学报，2014，31（3）：488-490.

[2] 曹炳章. 中国医学大成（五）[M]. 上海：上海科学技术出版社，1990.

[3] 宋建平，张晓利，杜光明，等.《沈注金匮要略》简介与评价 [J]. 中国中医基础医学杂志，2014，20（2）：280-282.

沈明宗

# 范文甫

## 一、生平简介

范文甫（1870—1936），名赓治，字文虎，为近代著名医学家，浙江宁波鄞县西乡人。其出生于书礼世家，自幼聪慧好学，才智过人，初习举子业，后无意仕途而弃儒从医，执医四十余年，蜚声杏林，门墙桃李，遍及江浙。因其性情豪爽，不畏权势，而有"范大糊"之雅号（宁波称狂人为"大糊"）。又因其医理、书法、诗文被申甬（上海、宁波）士林誉为"三绝"，故又有"医林怪杰"之称。范氏一生治学严谨，好学不倦，医术高超，治人无算，又扶贫济弱，施医赠药，其在诊所堂前自书春联："但愿人皆健，何妨我独贫。"曾担任宁波中医研究会会长，研究会所编《中医新刊》杂志，在江浙等地影响颇大。范氏擅长治伤寒，善用经方，如以越婢汤治风水、黄疸，用小青龙汤治失音。他一生忙于临床，没有留下著作文章，但有《千金要方》《伤寒来苏集》《外台秘要》等批注二十余种，以及《外科合药本》一卷及临证医案七十余册，存于宁波"天一阁"。

## 二、学术观点及诊治经验

范文甫先儒后医，家学渊源。平生治学严谨，行医四十余年，晚年也忙于临床要务，精通内、外科学，平日喜欢钻研中医经典，尤其喜欢仲景伤寒之学，望闻问切不忘运气之变化，立方不拘常格，临床效果良好，危重症常能转危为安。学术思想总结如下。

## （一）学术观点和特色

### 1. 活用六经辨证

范文甫善于运用仲景六经辨证论治，患者都称范氏为"伤寒大家"。他强调"读书不可死于字句，读仲景之书必须得仲景之心，且应前后互勘，相互印证"。从范氏所治疗的病案中可以看出，所用经方很少加减，反而收到立竿见影的效果。例如范氏治疗一例孕妇伤寒案：大便不通，日晡潮热，两手撮空引线，两目上视，喘急，已更数医。范氏认为，仲景《伤寒论》第212条说："伤寒若吐、若下后不解，不大便五六日，上至十余日，日晡所发潮热，不恶寒，独语如见鬼状。若剧者，发则不识人，循衣摸床，惕而不安，微喘直视，脉弦者生，涩者死。"故他给予小承气汤，一剂后大便通，患者症状缓解，脉渐弦，后调理而愈。又如治疗少阳阳明并病案：患者往来寒热、心烦喜呕，前医予以小柴胡汤，疗效不佳。范氏诊患者脉洪大而实，认为符合《伤寒论》第135条："伤寒十余日，热结在里，复往来寒热者，与大柴胡汤。"给予大柴胡汤原方，服用一剂后症状明显缓解，三剂症状全消。说明范氏对于小柴胡汤与大柴胡汤适应证了然于胸。又如治邱某伤寒里虚案：发热、烦渴、头痛，寸脉浮紧。关脉无力，尺脉迟弱，乡医皆以为麻黄汤证。范氏认为此符合仲景《伤寒论》第50条："脉浮数者，法当汗出而愈。若下之，身重心悸者，不可发汗，当自汗出乃解。所以然者，尺中脉微，此里虚，须表里实，津液自和，便自汗出愈。"这是因为阳气已有损伤的缘故，故不用麻黄汤。范氏用小建中汤，先调营分，阴阳互补，至五日后，尺部方应，再投麻黄汤二剂，诸症皆除。

### 2. 寒温相互为用

明末清初以来，随着温病学派的兴起，对外感热病的辨治逐渐形成了相互对立的伤寒与温病两大派别，两派之间争鸣激烈。由于门户之见，伤寒学说与温病学说两家坚持已见。温病派认为温病不宜用桂枝、麻黄，经方派认为伤寒不宜用牛黄、至宝。至民国时期，主张寒温相互

范
文
甫

为用之说渐盛，范文甫亦为其中代表之一。他认为，伤寒、温病，虽然立说不同，但治法可通，不必拘于病名之争。他赞同陆九芝的看法：阳明病就是温病，白虎汤即为温病的治法，强调治病应重在辨证论治，可不必斤斤于病名之争。为医首要认清了证，方能治得好病，病名可不必强求，若必要先具病名而后言治。所以范氏得出结论：伤寒方可治温病，温病方又何不可治伤寒。如伤寒白虎汤、白虎加人参汤、大小承气汤、复脉汤、黄连阿胶汤等方剂，都可以用来治疗温病，提倡伤寒、温病方药可相互为用。范氏主张无论治外感热病还是杂病，可以先鉴别伤寒或者温病范畴。对于伤寒病，先确定在太阳、阳明、少阳经病变还是太阴、少阴、厥阴经病变，还是合并病抑或坏病，辨明后予以相应的经方论治。对温病则根据季节时令、运气和症状的不同，分风温、春温、暑温、湿温、伏暑、秋燥、冬温及温疫等，其用药多温病三焦辨证、卫气营血辨证。如风温病用麻杏石甘汤治疗肺热壅盛者，重症用吴氏宣白承气汤治疗；痰热者用千金苇茎汤或清燥救肺汤，由此可见范氏对于无论伤寒或是温病，不是排斥对立，而是相应变通的。

### 3. 重视药味剂量

范氏用药一般五六味，甚至有时二三味，范氏认为用药如用兵，将在谋而不在勇，兵贵精而不在多，药方要纯，最忌杂乱。反对多多益善、胸无定策、漫无主见、杂药乱投的庸习。建议尽量原方，尽量原方的味数和剂量。如用四逆散药要各等量，煎服用散剂；用小柴胡汤要原方，煎服二煎，取小柴胡汤和法之意。同时范氏反对按图索骥，生搬硬套，提倡要灵活加减变化。范氏认为用经方，不能死守经方不化，应该师古而不泥古，通过加减化裁，不失古方绳墨，应重则重，应轻则轻，可以收到事半功倍效果。有些情况如果病情危重，必须投以峻猛之剂。如以越婢汤治风水、黄疸，麻黄常用至 18 克；更有甚者，治小儿麻疹闭证，麻黄量至 24 克。当时上海名医丁甘仁、徐小圃对范氏佩服之至。又如范氏用王氏急救回阳汤治霍乱时，生附子的量常用 45 克。范氏认为，医生运用古方，对于危重症必须使用重兵，用药得当其效立见，如若不对证，对于患者就是生死一线，所以临证处方，要胆大心细。范氏也不是一味用超大剂量，也根据具体病情使用轻微剂量，也取得明显临床效果，如用小青龙汤治风寒失音，麻、桂仅用0.9克，泡服，范氏根据《素问·阴阳应象大论》肺气因其轻而扬之，取得意想不到临床疗效。

### （二）临床诊治经验

范氏临床采用仲景六经辨证论治，是运用仲景诸方的大家，常挽救垂危病患，对于后世各家学说，也是取精华去糟粕，在临床上常救人于垂危一线，深得患者好评与信任。

#### 1. 精准运用经方

范氏临床善用《伤寒论》经方，如治疗一例痉病病案，患者神志不清，大小便皆无，家属已备后事。范氏认为大小便不遗，或有可治，符合《伤寒论》第31条"太阳病，项背强几几，无汗恶风，葛根汤主之"和《伤寒论》第32条"太阳与阳明合病者，必自下利，葛根汤主之"以及《金匮要略·痉湿暍病》第12条"太阳病，无汗而小便反少，气上冲胸，口噤不得语，欲作刚痉，葛根汤主之"，施以葛根汤原方，下午服药，夜半更衣，竟一服而效，二服而愈。又如治疗林某，发热九日，言不语，神志昏迷，四肢厥冷，其他医生均判断为寒厥证。范氏切趺阳脉大而有力，认为阳明腑实证引起热厥证，给予大承气汤一帖，患者排出燥粪五六枚，诸症皆除。又如治一船老大，饥饿状态下过饱食，解衣捕虱，次日发热，自汗，胸膈胀满，前医以伤食而误下，又误汗，渐觉昏困，喘气呼吸急促。范氏认为此符合仲景《伤寒论》第43条："太阳病，下之，表未解，渐喘者，桂枝加厚朴杏子汤主之。"为桂枝加厚朴杏子汤证，属于太阳病，误用下法后出现喘气的，是表邪没有透解的缘故，当用桂枝加厚朴杏子汤解表理肺气，竟一剂喘止，再剂微汗，至晚身凉脉和而愈，效如桴鼓。其对仲景经方选取运用，恰到好处，且不失规矩。如太阳少阴合病，先用小建中汤，后用桂枝汤；太阳阳明合病，用越婢加半夏汤治太阳阳明两感，用麻杏石甘汤治肺火上炎之两目肿痛，葛根芩连汤治疗太阳少阳两感，炙甘草汤以治虚阳上越、目赤肿痛，等等，皆是他运用经方精准之处。

### 2. 擅长汗下二法

发汗解表是范氏对伤寒太阳病或温病初起常用大法，从范氏的临床病案可以看出，范氏对于汗法临床运用得非常精妙。范氏反对滥用汗法，易造成津液耗伤，使病情加剧。他指出，风温误用麻、桂诸药，肺燥已极，会造成危重证候，所以用汗法一要正气充盈，二要汗法适度，更为重要的是汗法辨证论治准确，切不可孟浪行事。如治陈氏女热厥案：患儿，女，伤寒，内热壅盛，不能外达，患儿谵语、耳聋、神识昏迷，脉细，四肢厥冷，投桂枝白虎汤而热退神清。

下法也是范氏治疗外感热病的一种常用方法。对于温病，范氏建议早投下法，才能救人于危重之中。同时，还可根据病情轻重缓急，或急攻，或缓下，或补下并用等。如治陈某气营两燔、热陷心包病案：患者温热日久，高热神昏，烦躁，胡言乱语，关下涩脉，脉沉数，唇焦，齿衄，舌焦黑、横裂纹、起芒刺，鼻衄量多，下利清水，又有宿粪。判断为热结旁留之证，治疗以大承气汤合增液汤急下存津。四诊后，热退，谵语除，病趋痊愈。当然，范氏也反对一味攻下，一些特殊情况或者特殊患者，如孕妇、产后、经期及年老体弱、病后津伤、已吐下者，即使需要用下法，也要谨慎，懂得分寸，中病即止，或者攻补兼施，使邪去正安方为妥当。

### 3. 明辨寒热真假

范氏治外感病，尤重明辨寒热真假。他告诫后学，辨病察证要遵循《内》《难》要旨，"谨守病机，各司其属"，透过现象识本质，不要被假象迷惑。若辨证不清，治无法度，则失之毫厘，差之千里。在疾病过程中，特别是在病情危重阶段，往往出现真热假寒、真寒假热之证。如真热假寒证，由于内热过盛，阳气闭郁于内而不能布达于四末，即"阳盛格阴"，症见身寒不欲衣被，手足冰冷，但胸腹灼热，烦渴喜冷饮，口臭，尿赤，舌红绛，脉虽沉，但重按弦滑有力。如治陈案：伤寒，内热蕴盛，不能外达，谵语耳聋，神识昏迷，脉细肢冷，舌红唇干，用白虎汤辛寒清里热，加桂枝辛温达外寒，一剂表解里和，二剂大效。真寒假热证，由于外感病后期，阴损及阳，或察体素虚，出现外热症象，即"阴盛格阳"，见身热面赤，口渴脉大，身热反欲衣被，口渴多喜热饮，脉大无力，舌淡不红。如治一患者：大热大渴，奄奄一息，脉沉而闭，惟舌不红，查前方皆是牛黄、安宫、白虎之类，范氏则断为真寒假热，用附子蜀漆散，三服而愈。可见，范氏洞察秋毫，明辨寒热真假，方药如矢中的，使人叹服。

## 三、医案选按

### 1. 太阳中风

王氏患者，患者初发恶寒，汗出头痛，背恶寒。

桂枝4.5克，生白芍4.5克，生姜4.5克，炙甘草4.5克，红枣6枚。（《范文甫专辑》）

【按】此案为典型太阳中风证，故用桂枝汤调和营卫，解肌发表，覆杯而愈。

### 2. 太阳痉证

柳氏患者，男性，身微发热，恶寒，干呕，头痛，颈项背痛，邪在太阳。

生桂枝4.5克，天花粉9克，生白芍4.5克，炙甘草4.5克，生姜3克，红枣6枚，姜半夏9克。（《范文甫专辑》）

【按】仲景云："太阳病，其证备，身体强，几几然，脉反沉迟，此为痉，瓜蒌桂枝汤主之。"故主以瓜蒌桂枝汤发散风寒，解肌舒筋，加半夏以和胃止呕。

### 3. 太阳阳明合病

张氏，恶寒，头痛，发热，恶风，下利。

煨葛根6克，生麻黄3克，生桂枝3克，生白芍4.5克，炙甘草3克，生姜4.5克，红枣6枚。（《范文甫专辑》）

【按】此案属于太阳、阳明合病。太阳表寒外束，故见恶寒发热；经络壅迫而见头痛；郁遏阳明胃气，不能容纳水谷，已化之食，必当注泄而下。治用葛根汤发散表邪，解肌升阳。

**4. 肺胀兼表**

周氏，发热、恶寒，恶风、喉有痰涎、面颜浮肿、脉弦滑数，舌苔白滑而黏。

生麻黄3克，生桂枝3克，生石膏（先煎）9克，姜半夏9克，生姜3克，大枣4枚。（《范文甫专辑》）

【按】此用越婢加半夏汤，功能宣肺清热，降逆平喘。因有表证，故加桂枝以调和营卫。

**5. 蓄血证**

姚氏，老年女性，少腹剧痛，阴道出血，发热，大便不解，其人如狂。

桃仁12克，生大黄（后下）9克，玄明粉（冲服）9克，当归尾9克，生桂枝6克，炙甘草4.5克，炒白芍6克。

二诊：狂止，大痉停止。

生桂枝4.5克，炒炽壳9克，生白芍9克，桃仁9克，红花6克，炙甘草3克，当归尾9克，制香附3克，生姜4.5克，红枣6枚。（《范文甫专辑》）

【按】《伤寒论》第106条云："太阳病不解，热结膀胱，其人如狂，血自下，下者愈。其外不解者，尚未可攻，当先解其外；外解已，但少腹急结者，乃可攻之，宜桃核承气汤。"本案为热结膀胱蓄血证，故用桃核承气汤逐瘀泄热。病情解后，再予以桃红四物汤善后。

**6. 热郁胸膈**

邵某，发热，恶寒，心烦，胸脘腹满，卧起不安。

姜厚朴6克，炒枳壳6克，焦山栀9克，淡豆豉9克。（《范文甫专辑》）

【按】《伤寒论》第79条谓"伤寒下后，心烦，腹满，卧起不安者，栀子厚朴汤主之"；第81条谓"伤寒五六日，大下之后，身热不去，心中结痛者，未欲解也，栀子豉汤主之"。范氏将栀子厚朴汤合栀子豉汤组方，取栀子以泄烦热，厚朴、枳壳以泄腹满，合豆豉以泄胸中胸中无形邪热，方证合拍。

### 7. 寒邪内郁

戴师母，伤寒寒邪内郁未解，医者不察，反以凉药投之，奇矣。

黑附子9克，桂枝6克，生白芍6克，炙甘草6克，生姜6克。

二诊：手足厥冷见缓，胸脘尚有隐痛。

黑附子9克，桂枝9克，炒冬术9克，归身6克，炙甘草6克，生姜9克，红枣8枚。（《范文甫专辑》）

**【按】** 伤寒最忌寒凉之剂，误用不仅表证未解，且更损阳气。故以桂枝汤调和营卫以解外寒，再加附子温经扶阳，暖中逐寒。

### 8. 腑实兼津伤

陈君，伤寒，热盛多汗，便秘谵语，舌黑中有裂纹，脉沉数，证殊不轻。

生大黄9克，川朴9克，枳实9克，生地黄24克，麦冬9克。

二诊：病势大减，大便得下，谵语止。

生地黄24克，麦冬9克，玄参9克。（《范文甫专辑》）

**【按】**《伤寒论》曰："阳明病，其人多汗，以津液外出，胃中燥，大便必硬，硬则谵语，小承气汤主之。"故用小承气汤泻下通便，因舌黑中有裂纹，说明热盛已伤阴津，故加生地黄、麦冬滋阴养液，复诊再用增液汤善后。

### 9. 阳明腑实证

某妇人，有孕病伤寒，大便不利，日晡大热，两手撮空，直视而喘，已更数医，邀余治之。余曰：此证九死一生者也。仲景虽有详论，而无治法，况前医已经吐下，用药更难矣。病家哀求。余曰：勉强施救之，若大便得通，脉能转弦，或有可救。乃与小承气汤一剂，果大便利，诸恙渐痊，脉亦渐弦。治之半月而愈。问曰：先生微下之而脉弦，决其可治，从何得之？余曰：仲景不是云乎循衣摸床，惕而不安，微喘直视，脉弦者生，涩者死。微者但发热谵语，大承气汤主之。查钱乙《小儿直诀》云：手循衣领及捻物者，肝热也。此者仲景列在阳明病，盖阳明属胃，肝有热邪则犯于胃经。余以承气汤下之，以其已经下过，

故用小承气汤微下之。果然下后而脉转弦，则肝平而胃不受克，故许其可治也。后愈，产一女孩。（《范文甫专辑》）

【按】阳明腑实证，当用大承气汤，因已经误用吐下后，病仍不解，而津液为之耗伤，以致津枯热盛，神识昏蒙，出现循衣摸床、惕而不安、微喘直视等危候。故治用小承气汤微下之。下后脉反转弦，则说明津液来复，生机萌发，故断其可治。

### 10. 阳明病经证

汤女，伤寒内热炽盛，耳聋谵语，舌红脉数，唇干烦渴，阳明实热之证，故药不嫌凉。

生石膏30克，知母9克，鲜、小生地黄各30克，粳米1撮，炙甘草3克。

二诊：服药一剂，热势已解，舌红脉数。

生石膏30克，知母9克，粳米1撮，炙甘草3克，鲜、小生地黄各30克，鲜芦根45克。（《范文甫专辑》）

【按】此案为阳明病经证，故用白虎汤清泄气分之热。因兼有津液耗伤，故又加生地黄、芦根养阴生津。

### 11. 真热假寒

陈女孩，伤寒，内热蕴盛，不能外达，谵语耳聋，神识昏迷，脉细指冷，舌红唇干。

桂枝3克，生石膏12克，知母9克，清炙甘草3克，生米仁24克。

二诊：昨药后热外达，壮热，脉数。

桂枝3克，生石膏12克，知母9克，清炙甘草3克，生米仁15克。

三诊：将愈，神清热退。

淡竹叶9克，生石膏12克，党参9克，麦冬9克，半夏9克，甘草3克。（《范文甫专辑》）

【按】阳明气分热盛，邪热充斥，上扰心神，故有神昏谵语；津液被灼，故见唇干烦渴之证；然"热深厥亦深"，故见脉细指冷，为真热假寒之象。故用白虎汤清泄阳明气分之热，加桂枝以从表外透，以米仁易粳米，既能够养胃以防过寒伤胃，又能利小便，引热下行，使内蕴之热随小便而外泄，可谓神来之作。

**12. 热盛神昏**

王品三，本为太阳伤寒，医者反以热药治之，以致传入阳明，热盛神昏，谵语遗尿，脉数急，苔渐黄，舌边尖皆红。一误再误，有进无退也，危险极巅，勉强遵令处方。

桂枝3克，石膏24克，知母9克，炙甘草3克，米仁12克，生地黄12克。

二诊：热减神清，好得过快，还恐有变。

桂枝3克，生石膏30克，知母9克，甘草4.5克，生米仁24克，细生地24克，天花粉9克。

三诊：大势已平，余邪未净。

麻黄1.5克，小生地12克，麦冬9克，杏仁9克，枇杷叶9克，甘草3克，鳖甲9克。（《范文甫专辑》）

【按】太阳伤寒，误用热药温里，邪热灼伤津液，神明失养，故见神昏谵语。故用白虎汤清泻火邪，少加桂枝以透邪外出，以米仁易粳米可引里热随小便而外泄。复诊热邪已退，故在原法基础上加生地黄、天花粉以复肺胃之津。三诊病情迅速好转，再以麻、杏开宣肺气，加鳖甲以增滋阴之力，以获全功。

**13. 高年伤寒**

林老翁，本起于太阳，传于阳明，壮热口渴，多语躁动，是热盛所致。论证尚不觉重，惟脉不归部，悬悬可虑。虑其高年体衰，元神大虚故也。

人参3克，生石膏24克，知母6克，炙甘草3克，生米仁12克。

二诊：热已化出，脉转洪数，舌苔转黄，脉象较昨日悬悬不归根者大有好转，气促不减，小便增多，面色油光而赤。尚有危险，不可大意，方以清凉存液为妥。

生石膏24克，炙甘草3克，麦冬9克，炙鳖甲12克，党参12克，

米仁 12 克，大生地 12 克，牡蛎 30 克。（《范文甫专辑》）

【按】高年伤寒，邪热炽盛而又气阴衰少，故施以人参白虎汤清热泻火，益气生津。复诊热邪已化，脉转洪数且归其部，小便增多，有正气、津液来复之征，故拟原方加麦冬、生地黄、牡蛎、鳖甲、党参等益气滋阴潜阳，以防阴虚阳浮夹风之作。

### 14. 少阳证

金女，本是伤寒轻证，游医凉解之，寒热干呕，脉弦紧，舌苔白，转入少阳。

柴胡 9 克，黄芩 6 克，炒党参 9 克，姜半夏 9 克，炙甘草 3 克，生姜 3 克，大枣 6 枚。（《范文甫专辑》）

【按】仲景云："伤寒中风，有柴胡证，但见一证便是，不必悉具。"此案虽是伤寒误治变证，但有寒热往来、干呕、脉弦之少阳证，故拟小柴胡汤以和解少阳，使邪达而解。

### 15. 太少合病

叶畅怀，苦寒热往来，脉沉舌润。

桂枝 6 克，生白芍 6 克，炙甘草 6 克，柴胡 3 克，生姜 3 克，大枣 4 枚，当归 9 克，姜半夏 9 克。（《范文甫专辑》）

【按】寒热往来，脉沉舌润，证属太少合病，以柴胡桂枝汤和解少阳，调和营卫。寒邪偏盛，故去黄芩之苦寒，又以当归易党参，以免碍邪外出。

### 16. 少阳阳明合病

冯乃千，身热，心烦喜呕，往来寒热，松馆以小柴胡汤与之，不除。余诊其脉，洪大而实。乃曰：热结在里，小柴胡汤安能去之？仲景曰：伤寒十余日，热结在里，复往来寒热，当与大柴胡汤。松老始则犹曰：读书不可死于字句。后又云：姑随汝处之。果服一帖瘥，三帖愈。（《范文甫专辑》）

【按】前属少阳证，以小柴胡汤不除，是胃肠有热，而小柴胡汤中因半、姜、参、枣等温补，则反助长阳明之里热，故现脉洪大而实，是邪热入里，故当用大柴胡汤，少阳阳明同治为妥。

### 17. 太阴虚寒

永年兄，寒邪外侵，中气不旺，己土不升，戊土不降，水寒土湿，凝聚为痰，腹满下利，昏昏欲睡，即是太阴虚寒之证。脉来沉滑，沉则为寒，滑则为痰。舌淡苔白，微兼灰色，亦是虚寒见证。

淡附子3克，苍术9克，茯苓9克，甘草3克，党参9克，半夏9克，陈皮3克。

二诊：寸关两部较昨日调畅，痰滞稍化，下利亦减，但未净耳，元气素弱，一时难复也。

淡附子6克，苍术9克，甘草3克，党参9克，干姜3克。

三诊：渐瘥。

淡附子6克，冬术9克，甘草3克，党参9克，炮姜3克。

四诊：已将愈矣。前方可再服。（《范文甫专辑》）

【按】脾胃虚寒、阳气不足，故见引起的腹胀腹泻；寒凝不化，阳气不振，故见精神倦怠、昏昏欲睡。故用《伤寒论》理中汤温中祛寒、补气健脾，加附子温阳散寒，加茯苓、半夏、陈皮健脾燥湿而化痰。

### 18. 中焦虚寒

王右，腹痛下利，脉紧，舌胀而淡，寒邪直中于里。

桂枝6克，白芍12克，干姜9克，炙甘草6克，饴糖2匙。

二诊：昨日药后见瘥。

桂枝6克，白芍12克，干姜9克，炙甘草6克，饴糖2匙，半夏9克。（《范文甫专辑》）

【按】中焦虚寒，肝脾失和，气机壅塞而腹痛下利。故方用小建中汤加减，温中补虚，和里缓急，散寒止痛。

### 19. 少阴伤寒

陆君，少阴伤寒，但欲寐，此其证也。

淡附子4.5克，干姜3克，炙甘草6克，官桂4.5克，酸枣仁9克，党参9克。（《范文甫专辑》）

【按】案云少阴伤寒，当有四肢逆冷、脉微细等症。方用四逆汤温中散寒，回阳救逆，又加党参、桂枝、枣仁益气养血，调补心肾。

### 20. 少阴阳虚

严姑，素有痰饮，遇寒加剧，腹痛下利，小便不利，心悸足肿，面色青，舌淡白，脉沉滑，危候也。

淡附子9克，白术9克，白芍9克，甘草3克，生姜6克。

二诊：腹痛下利见轻，尚需温化。

淡附子9克，白术9克，茯苓6克，甘草3克，生姜6克。(《范文甫专辑》)

【按】此即《伤寒论》第316条所谓："少阴病，二三日不已，至四五日，腹痛，小便不利，四肢沉重疼痛，自下利者，此为有水气，其人或咳，或小便利，或下利，或呕者，真武汤主之。"是为少阴阳虚水泛，故方用真武汤温阳祛寒以散水气。

### 21. 少阴虚寒

邵某，脉沉紧是寒，舌淡白苔薄，亦属寒；舌不能言，是痰阻；但元气太虚，姑拟暖下法。

黑附子6克，淡吴茱萸2.4克，细辛0.9克，姜半夏9克，炮姜3克，炙甘草3克。(《范文甫专辑》)

【按】脉舌寒象，当有四肢逆冷、脘腹冷痛、下利清谷等症，故用四逆汤温中祛寒、回阳救逆；再加吴茱萸散寒止痛、助阳止泻；细辛散寒祛风通窍；姜半夏温中化痰。

### 22. 阳虚吐血

俞荣德，吐血是老病，身热是新病，其脉沉细，小便清，此伤于寒也。

桂枝4.5克，生白芍4.5克，姜炭4.5克，淡附子4.5克，炙甘草3克，红枣6枚。(《范文甫专辑》)

【按】《医法圆通》谓："凡吐血之人多属气衰，不能摄血。急宜回阳收纳为主，以不可见吐血而即谓之火，以凉剂施之。"此案用桂枝附子汤祛风温经，助阳化湿，再加白芍以增敛阴摄血之效。

### 23. 少阴热化证

王老婆婆，伤寒入少阴，已经灼液化燥，喉间咯咯有声，是燥气，非痰声也。脉来细而数，舌微灰而干，不得已急救其津。

炙甘草9克，桂枝1.8克，炒麻仁12克，麦冬12克，生地黄24克，红枣12枚，生姜3克，阿胶4.5克，党参4.5克。(《范文甫专辑》)

【按】此案属少阴病热化之证，阴亏热灼，故用炙甘草汤育阴复液，益津润燥。

### 24. 蛔厥

松馆之女，已出嫁有年，忽苦胸痛，回娘家调治，愈治愈剧，甚则厥逆。痛时咬卧处厨门铜环，邀余诊之。诊其脉，乍大乍小，舌红唇红。余曰：此宜乌梅安蛔丸。松馆云，已服过数两，下咽即吐，不效多次，不必再服。彼时有蒋履炳先生在座。余曰：此非蛔厥，诸医书可废矣！履与松馆，皆不合意。余曰：丸大而蛔小，不能吞下，故不受，且丸久而硬，一时不能化其汁，骤时浸出亦有限，不能给予多虫，故不受而痛反加也。劝其再用安蛔丸15克，捣碎研细，加蜜汤调稀与之，取其味甘诱虫。松馆云：姑试之。药入口，有效，服之大半，渐倦卧。少时又继服15克，如前法与之，其痛止。不多时，吐出蛔虫20余条，长而且大。后以此法，得以除根矣。(《范文甫专辑》)

【按】《伤寒论》第338条载："蛔厥者，乌梅丸主之。"此案为典型蛔厥证，故方用乌梅丸温脏安蛔。

### 参考文献

[1] 浙江省中医研究所，浙江省宁波市中医学会.范文甫专辑[M].北京：人民卫生出版社，1986.

[2] 白东海.范文甫运用小青龙汤泡服心法浅谈[J].中华中医药杂志，2017，32（3）：247-249.

[3] 赵梦慧，杨涛，徐征.范文甫温通法论治胸痹经验浅析[J].辽宁中医杂志，2017，44（12）：2509-2511.

范文甫

# 王邈达

## 一、生平简介

王邈达（1878—1968），幼名孝检，又名若园，号覆船山农、盍叟，浙江嵊县普义乡白泥墩村人。王邈达出身于殷实的书香门第，家教极严，家风淳厚。其父王芷湘有一县首富之称，然而无缘仕途，工于书法。王邈达自幼在本村"小书房"（私塾）就读，及长就读于杭州紫阳书院。清末，在浙江甬绍台道主持院试中膺获第二名，其答辩论文得到考官们的赞许和推崇。嗣后，王邈达往返于沪杭等地，经营茶叶、丝绸生意。1903年夏，其父亲病故，他守墓三载，见乡间缺医少药，村民苦不堪言，决意弃儒从医，发誓"不为良相，当为良医，近以造福桑梓，远以治国医人"。他专研医药典籍，"上探轩岐之奥，下穷诸家之学，尤于仲景著作，深究秘旨"。27岁他开始在家行医，免费为穷人看病，积累了丰富的临床经验。1917年，王邈达和兄弟王晓籁、王味根商量，筹资兴建以其父命名的嵊县"芷湘医院"。经过两年多的努力，1919年2月开业，王邈达任董事长、首任院长，兼中医部主任。芷湘医院院舍包括西式楼房4幢，中式楼房2幢，有房63间。医院业务以中医为主，西医增设内科、外科、妇产科、眼科、牙科、耳鼻喉科等，医疗设备精良周齐，各地中西名医集聚，规模、医疗设备和医疗水平均居浙东之首。同时，院方规定，每年逢二月二十二日，全天免费施诊，再加上王邈达医德高尚、医术精湛，患者纷至沓来。当年，杭州巨商沈佐舟病危，群医毕汇，但不见疗效。正在一筹莫展时，沈家派人请王邈达为其治病。诊断后，王邈达主张用"承气法"救治，患者服了一帖即泻，泻后欲饮粥汤，经服药调理数日后，渐趋康复。为感谢其救命之恩，沈佐舟特地在杭各大报纸显著版面登报鸣谢一个月。自此，王邈达被誉为"王一帖"，声名远扬。1934年后，与史沛棠等合办杭州六通中医疗养院，自任院长兼中医部主任。新中国成立后，王邈达备受人民政府的高度器重和关爱，任浙江省中医研究所顾问、浙江省文史研究馆馆员。1953年，他书面向卫生部提出振兴中医事业的建议，并将所藏医书1692册献给国家。他意气风发，夜以继日地工作，一方面继续临床诊治，另一方面开始著书立说，有《汉方简义》《学医十步骤》《伤寒论讲义》等问世。此外，王邈达在书法方面颇有建树，尤精篆书。对易学也有较深研究，所著《地理辨正揭隐》与《仰观俯察》名噪一时，被称为"一代儒医"。

## 二、主要著作

王邈达深究《伤寒论》，辨伪存真，补阙考订，有不少独特见解，曾发现了陕西白云阁秘本，内有通行本所佚的三方：地黄半夏牡蛎枣仁汤、竹叶石膏黄芩泽泻半夏汤、人参地黄龙骨牡蛎黄芩汤，前两方治阳旦病，后方为太阳中风误被火劫发汗后，血气流溢而变证蜂起的救逆方，使历来研究《伤寒论》争议较多的阳旦汤证，得到合理的解释，后方则补充了自成无己以下诸家版本对该条文的简脱。此外，他曾不惜重金购得高学山《伤寒尚论辨似》与《高注金匮要略》二书藏稿，并经详校补订后出版。

### 1.《汉方简义》

《汉方简义》，撰于1942年，据王氏自序谓："汉方者，汉医圣张仲景先师所立之方也。方以汉称，所以别中外时代也。简义者，以简单之辞、简明之旨，释明医圣立方之精意，故名《汉方简义》。"其仿照喻嘉言《尚论篇》的篇次顺序，根据张仲景"因病立方"的原则，对六经论治各方进行阐释，对方剂的配伍方法、药物的加减运用、君臣佐使药物的作用一一加以分析，并简明扼要分析其缘由，病、方兼释，其六经病释参考了《伤寒尚论辨似》，释方参考了《本经疏证》。此外，书末还参考《伤寒杂病论》的白云阁藏本，补出通行本中遗失的禹余粮丸等三方，并阐明阳旦汤证，与成无己、尤在泾等诸家的理解完全不同，很有参考价值，并附汉方补遗三方。1955—1956年，本书分别由新医方局、上海卫生出版社出版。

**2.《学医十步骤》**

《学医十步骤》，撰于1948年，据王氏自序谓："学医首重道德，故先以道德言之。夫道有二，一阴一阳是也；德有五，水木火土金是也。能体其道，更用其德，始可与言道德。……学者须知体中乃有用，实中乃有虚。又须知万事万物极精极微之至理，胥出自阴阳五行以及干支，然后可言道德，言哲理，言科学也，况是医学有关于人命之死生。故首宜重道德，尤宜体用兼顾，不固执于体之实而弊在泥，更不蹈于用之处而失诸空。明体达用，通虚实成一贯，征古验经，合科哲为一辙。"故作此书。书中十步骤分别为人体诸部、脏腑形状和位置、身体构造、奇经八脉、七窍四肢功能、经脉功能、人身虚实和气候关系、阴阳五行和人的关系、诊病规范和处方用药规矩，以及疾病的对症施药。1955年新医书局出版。

王氏晚年还著《伤寒论讲义》，可惜还未出版即遭毁损殆尽，仅片段刊载于《浙江中医杂志》。

## 三、学术观点及诊治经验

王氏在研究仲景《伤寒论》时，参考易经理论，阐释伤寒阴阳、表里、寒热虚实之道，探究伤寒理法方药的运用奥秘，所著《汉方简义》，既遵从了喻嘉言《尚论篇》的篇次顺序，继承仲景伤寒理法方药精华，辨伪存真，补阙考订，又在基础上有所发挥创新，其学术思想和诊疗经验值得后人进一步研究。

### （一）学术观点和特色

#### 1. 首揭伤寒药物

王氏在《汉方简义》开首即立"《伤寒论》一百十三方所用药品性味及主治大略表"，他说："下列药物共八十有八品，为《伤寒论》一百十三方中所应用者也，医者欲明处方之理法，须先明药物之性味及主治，然后对于各药之所以配合成方，与处方之所以能治各病者，始得一一相应合，而无错误，故先立此表，冠于一百十三方之首，以便阅者之稽核。"即将《伤寒论》113 首方所用药品 88 种（其中有 71 种植物药，8 种动物药，9 种矿物药），以各方先后为次序，将药名、性味、主治等项列表。如芍药"性平微寒，味苦酸，有小毒，主破阴而和营"；甘草"性平，味甘，无毒，主寒热邪气，解百药毒"等。

#### 2. 列方以病为纲

王氏在《汉方简义·凡例》中说："是书既名'汉方简义'，故先列方而后序病，至说义理处，则先释病而后释方者，本仲圣因病立方之旨，以杜后世议方不议病之流弊。"故其编写体例是在病下先列方而后序病，其次序方名、药物、分量、煮法、服法、适应证、方义。王氏按《尚论篇》的篇次，对各方的方义、配伍应用、加减法、药物的作用等分别做简要的阐析，根据张仲景"因病立方"的原则，病、方兼释。其释病部分本于《伤寒尚论辨似》，释方部分取法《本经疏证》。其中太阳上篇共 16 方，太阳中篇共 37 方，太阳下篇共 15 方，阳明上篇共 4 方，阳明中篇共 4 方，阳明下篇无正方，少阳全篇 8 方，太阴全篇 2 方，少阴前篇 6 方，少阴后篇共 8 方，厥阴全篇 6 方，伤寒过经不解共 3 方，差后劳复阴阳易共 6 方，汉方补遗共 3 方。太阳病上中下篇分别以桂枝汤、麻黄汤与大青龙汤为代表；阳明上中下篇分别以小承气、蜜煎导方、无正方为代表；少阳全篇以小柴胡为代表；太阴全篇以桂枝加芍药为代表，少阴前后篇以麻黄附子细辛汤、黄连阿胶汤为代表，而厥阴全篇以乌梅汤为代表。同时各方还附证治于后，以明一方可治数病，而数证可同用一方，以便后学见方即可识病，见病即可处方。整个方义，以

王邈达

· 145 ·

病为纲，提纲挈领，体现简义之意义。

### 3. 议论言简意赅

王氏在《汉方简义》中论述往往言简意赅，一语中的。如开篇"《伤寒论》一百十三方所用药品性味及主治大略表"，论述《伤寒论》所用单味药物虽达 88 种，但篇幅只有 5 个页面。他讲解中药性味主治，极其简洁，且直中要害。如"桂枝，性温味辛，无毒，主通阳而疏卫"，寥寥十四字，就将桂枝的性味主治全概括，甚为精当。又如"猪肤，性寒、滋润，能治上焦虚浮之火，且有滋肾清胃之功（即猪肉之皮，去外垢及肉脂）"，不但对猪肤性味主治进行了简明精确概况，还详细说明猪肤制作过程，虽简洁但全面，值得后学者仔细研读体会。又如《伤寒论》四逆散第 313 条文，王氏在《汉方简义·少阴后篇》说："盖因少阴阳气，为病寒所折，不能熏蒸于胃，以致胃中阴阳格局，而不出于四肢，故亦四逆也。"阐述四逆之病机，可谓画龙点睛，对理解四逆散证的病因病机提供了重要参考依据。

### 4. 辨析药物运用

王氏在《汉方简义》中注重对药物的辨析，虽然仲景伤寒药物 90 余种，但通过配伍，显示出仲景用药精微之处。如王氏认为茯苓"性平味甘，无毒，主胸腹逆气，利小便，止消渴"。谈到其主胸腹逆气作用时，他以茯苓桂枝甘草大枣汤为例："主心阳不足，寒水之邪欲作奔豚之证，倍用茯苓，降水逆而伐肾邪，以宁心神、平逆气。"谈到其利小便、止消渴作用时，以五苓散中茯苓为例"以二苓淡渗，透其旧蓄之水"。又如对真武汤，他说："名真武者，全在镇定坎水以潜其龙也。故以茯苓之淡渗者，从上行下以降水；白术之甘辛温者，崇脾土以防水；芍药之酸苦寒者，助肝木以疏水；更以姜、附子辛热者，拨开阴霾以回真阳。"此段点出了真武汤方剂的精妙之处。其好友马一浮在《汉方简义·序》中说："信王君之笃嗜仲景，其言必不苟且，不为枝蔓之辞，题曰简义，其不违精约之旨可知也。王君更能揭橥汉方，发挥古义，此其志尤足多者。"这个评价比较中肯。

### 5. 释方颇有特色

王氏释方很具特色，他采用君、臣、佐、使来分析伤寒经方，探讨其使用之妙。如竹叶石膏汤，王氏说："方用竹味清手足厥阴之火，石膏清手足太阴之热，以为君。更用半夏降胃，以平逆止吐，参、甘补其真气，粳、麦滋其真阴，得真阴生而宗气有根，真气足而津液周布矣。此即白虎加人参汤去知母，加竹叶、半夏、麦冬。"又如葛根黄芩黄连汤，《伤寒论》原文谓"太阳病，桂枝证，医反下之，利遂不止，脉促者，表未解也；喘而汗出者，葛根黄芩黄连汤主之"，王氏阐述方义说："方以甘平之葛根，能散阳邪，兼能起阴气者，用至半斤，且先煮之，奉以为君。更以甘平之甘草，能缓中，以解风热之搏结；苦平之黄芩，能疗胃中热，且以清肺止喘；苦寒之黄连，取其形之生成相连属，而名之曰连者，以清其自胃及小肠与大肠三腑亦生成相连属者之热。得胃调肠厚，以止其利，更清心以止汗。且三物平配，胥听令于既入胃又解肌、既散阳又起阴之葛根？不但误入阳明之腑邪解，而太阳之经邪亦解。立方者圣乎而至于神矣。"其对经方的方义辨析之妙，对指导临床用药、提高临床疗效，无疑有很大好处。

### 6. 考订补阙独特

王氏在《伤寒论》考订补阙方面做了大量的工作，据其《汉方简义》后附《汉方补遗》有云："当编述《伤寒论讲义》，以白云阁本作参考书，见太阳上篇30条，载有阳旦病见证并汤方二。又太阳中篇85条，辨太阳病中风，误被火劫发汗致危，有救逆汤方一，均为通行本所佚者。兹适《汉方简义》将再版，故以此三方急与补释，附刊于后。是则伤寒不止一百十三方，实有一百十六方。因之自惭，见闻未周，贸然著述，抱愧良多。希望阅者同志，藏有秘本，更得遗方见贻，以匡不逮，尤所欣幸。"他在上海卫生出版社再版《汉方简义》的前夕，根据陕西白云阁秘本补了三个方子，这三个方子为通行本所佚，据考证其实为桂林版本三方，依次为地黄半夏牡蛎枣仁汤、竹叶石膏黄芩泽泻半夏汤、人参地黄龙骨牡蛎黄芩汤。由于《伤寒论》太阳篇第88条禹余粮丸一条，有论无方，书中补充禹余粮丸方（五味子、干姜、茯苓、禹余

王邈达

粮等四味组成），王氏用五味子酸涩敛气、干姜辛热留守中土、茯苓甘平下渗，丸以蜜而不用枣，更显守之义。更值得一提的是，王氏于医学文献倍加珍惜，今所见高学山《伤寒尚论辨似》与《高注金匮要略》二书，即为其不惜重价购得藏稿，经详校补订后而出版的。王氏八旬后，曾参考白云阁本编撰《伤寒论讲义》，这是系统研究和运用古本伤寒的成果。遗憾的是书成"甫将出版而遭散佚，实堪惋惜"，现在只能从《汉方简义》补遗诸方了解其对古本伤寒文献价值的高度重视。

### （二）临床诊治经验

#### 1. 异病同治，同病异治

王氏临证善于异病同治、同病异治。如伤寒痞证和湿热虫毒之狐惑病均可以用甘草泻心汤治疗。王氏在《汉方简义》对甘草泻心汤证病机描述尤为精当，他认为是"胃阳虚阴气乘入，阴气携阴火上凌"，具体药物认识上，王氏认为甘草性平居于脾胃中土；生姜、半夏辛热驱逐阴气；黄芩、黄连苦寒肃降阴火；大枣甘温滋误下所伤的津液。因此，甘草泻心汤可以为脾胃痞满或寒热错杂之方，也可治疗寒热错杂的狐惑病，不管是上热、下寒，还是中满之证，只要符合甘草泻心汤治疗"阴火"病机就可以运用，即异病同治。再如桂枝加芍药汤证与桂枝加大黄汤证，均见于《汉方简义》太阴病，王氏论述桂枝加芍药汤时谓："此汤为本太阳病医反下之，因而腹满时痛者，属太阴也，主此方。"而论述桂枝加大黄汤时说："此汤为大实痛者之主方……而又见大实痛之里证者也，必见太阳之表证，如四肢烦疼，脉浮，手足自温，身或发黄，以及暴烦等外候未解，而又见大实痛之里正者也。"虽病同而法方异，即为同病异治。王氏这种审同辨异，对提高辨证水准，无疑有一定益处。

#### 2. 类证鉴别，抓住病机

王氏从病因、病机、病证以及方剂等不同角度，对《伤寒论》的一些类证进行鉴别，以便抓住病机。如他将苓桂术甘汤之痰饮证与诸泻心汤之痞证做了对比，他在《汉方简义·太阳中篇》阐述苓桂术甘汤时说："用淡渗之茯苓为君，先通降其依附之水饮；辛温之桂枝，以补助其被残之阳气；更用气温味甘兼苦辛之白术，甘能补中，苦能降逆，辛能散寒，以扶正祛邪；甘平之甘草，更固守其中。因此四味皆辛甘温平之阳药，责于渗泄中已寓长阳消阴之功用矣，岂仅为吐、下后顾及中焦而已哉。"又说："此汤为伤寒若吐、若下后，心下遂满，气伤冲胸，起则头眩，脉沉紧，发汗则动经，身为振振摇者之主方……较之痞症相似，特有上中下不同。设当时斟酌于姜半泻心之间，亦未始不可，乃因其即吐、即下，脉见沉紧，以为可汗，不知汗须阳气为运用，今阳气已微，而强责之，是更动其经分之阳，则振振摇矣。"对于两证鉴别，以阳气虚为类证鉴别要点，甚为符合临床。又如对大小陷胸的鉴别，王氏曰："病名小结胸，所以别大陷胸证也。论证，结在心下，按之则痛；论脉，则见浮，俱与大陷胸同，而以谓小结胸者，特以脉浮滑，须按之则痛，若不按则不痛可知矣。即按之，亦必不如大陷胸之硬满，又可知矣。盖滑者，湿象也、痰象也，不过因胸中之客热，熏蒸于心肺之间，以致热与湿交炼而成痰，故滑。痰热相搏，脉见浮滑，与大陷胸之胃有宿积、胸有聚饮，偕内陷之表邪，而擅凭高鼓塞之势者有间矣。故只消用栝楼实之能开结、滑痰、下气者为君，清心火之黄连佐之，更用能服阳邪之半夏以降之，则脉之浮者平而滑亦和，证之结者散而痛亦止矣。证与大陷胸同，此则仅因热与痰相搏，故曰小陷胸。观其方下注云：先煮栝楼，则其任重，而连、半不过助其泄热化痰而已。"从病因、病机、病症及方剂都一一进行了对比，使后学于临床运用明白无误。

### 3. 治疗咳喘，别有多法

杭州市中医院汪明德先生幸获王氏悬壶上海时的诊籍若干，据其总结介绍王氏咳喘治验如下：如为寒饮之症，格守温化，始终依照"病痰饮者，当以温药和之"的原则用药。细析诸案的用药法度，初起邪未解而内有伏饮者，轻则以杏苏散，重则投小青龙汤，表解而饮未已者，用苓甘五味姜辛汤、苓桂术甘、瓜蒌薤白半夏汤等，肺胃降，佐以二陈、旋覆代赭汤。虚寒甚者，每合芪、附、六君等药。如属痰火为患，煎熬津液，肺失清肃之令，则宗王孟英法，常用蛤壳、瓜蒌、天花粉、

王巍达

竹茹、紫菀、橘红、茯苓诸药清化痰热。咳喘上气，加旋覆花、苏子霜、杏仁降逆，腑气不通，轻则加瓜蒌霜、火麻仁润肠通便，重则以礞石滚痰丸攻下逐痰。与前法相较，留意于忌刚用柔之道。对于木火刑金之咳喘，大抵真阴不足者，其火自偏旺。火炎烁金，气迫为咳，痰咳而嗽，甚则发热，乃至逼血上行。此证温在所忌，清亦无功。王氏又以滋水涵木疗此，别用柔润一法，每以细生地、知母之属滋肾水以涵肝木，并以麦冬、沙参润肺生津宁嗽。咳剧而胸痛，则加新绛以理络。潮热者加地骨皮退蒸除嗽。且兼以紫菀润肺止咳，蛤壳、瓜蒌、橘红、竹茹、半贝丸消化痰热而不燥津液。若大便不通，可加鲜首乌润下。王氏还常用木蝴蝶一味，不仅为咳剧声嘶者设，一且能清肝润肺，乃木火刑金之要药。如咳喘病久，真元耗损，肾气上奔，摄纳无权，气息难续，甚则浮阳欲脱，汗出面黑，肢寒膝冷。值此时也，舍镇纳一法别无良策。王氏每用紫石英、黑锡丹，及龟板等介类药物重镇平喘，以人参、蛤蚧接纳元气，用地黄、附子、菟丝子、枸杞子之流补肾以固护根本，佐蠲饮化痰药以治标。尤妙者，他时常稍佐麻黄，而有立竿见影之效。麻黄为平喘要药，但药性剽悍，虚证每每忌用，但王氏将其伍于大群补肾纳气药中，可免亡阳之弊，而能收平喘之功。

## 四、原文选释

### 【原文】桂枝加附子汤

即前桂枝汤加附子一枚，炮，去皮，切八片，余依前法。依前法者，即前桂枝汤下所言各法也。此汤为太阳病，发汗，遂漏不止，其人恶风，小便难，四肢微急，难以屈伸之主方。

太阳病原分解肌与发汗两法，即中风用桂枝以解肌，伤寒用麻黄以发汗是也。今日太阳病发汗，遂漏不止，其人恶风，明明系恶风，误用麻黄，遂漏汗不止，而风邪仍遗留于肌表，故其人恶风也。误汗，虽未致亡阳，然已伤及胃肠，而失运化水道之力，故小便难；四肢微急，难以屈伸，尤属误汗，而风淫末疾之证，仍主桂枝汤者，补益也；外加附子者，救误也。则桂枝汤以治恶风，小便难，四肢微急，难以屈伸等证，加附子以治漏汗不止一证，合解肌与温经为一辙，适应病情相一贯矣。（《汉方简义·太阳上篇·桂枝加附子汤》）

**【阐释】**王氏认为桂枝加附子汤是太阳中风误汗导致坏病的主治方剂，误汗虽未导致亡阳，但已伤及胃肠运化水道之力，故出现了小便难、四肢微急、难以屈伸的症状。因风邪未尽，遗留于肌表，所以恶风仍作，还是可用桂枝汤解肌发表、调和营卫，加附子治疗误汗伤阳导致的漏汗不止。桂枝加附子汤的精义在于合解肌与温经于一方。

### 【原文】新加汤

于桂枝汤内加芍药生姜各一两，人参三两，即名新加汤。此汤发汗后，身疼痛，脉沉迟者，桂枝加芍药生姜各一两人参三两新加汤主之。此条论证与上条相似（注：上条指芍药甘草附子汤条文），方与小建中相似。然上条系卫阳虚于表而阴气往乘之。此条系藏真之气虚于里，而邪气尚留恋也。阳虚阴往乘之，故发汗病不解，反恶寒也；藏真之气虚于里，故发汗后，身疼痛，脉沉迟也。小建中汤之治，因阳气与阴津两虚者，更患伤寒，不曰桂枝加芍药胶饴而曰小建中者，恐邪内陷以解肌为任重，故曰小建中。观其信用内阴之芍药，增用于中之胶饴，恐芍之尽力走营，又任性下行也。更增胶饴以托住之，而内治心中之烦悸者，此也。今桂枝汤内力加芍药生姜各一两，人参三两，而曰新加汤者，以桂枝原方，桂、姜辛温以能生阳，芍药酸寒已能生阴，今加芍加姜，更增参者，是合补阴阳两气，而封固于下焦，至阴之地，故知其为藏真之气虚也。名新加汤者，因仲圣本《汤液论》成方，以治伤寒，而此亦以原方由仲圣加味，故名新加。孔子曰：能近取譬，可为仁之方也矣！予于医方亦云。（《汉方简义·太阳中篇·新加汤》）

**【阐释】**本段介绍了新加汤的病机与治法，并与芍药甘草附子汤、小建中汤进行鉴别，阐释新加汤之方义。

## 【原文】乌梅丸

但与脏厥不同，脏厥则死，而蛔厥可治也。主以此丸者，用酸温之乌梅为君，是从其性而欲其入肝可知。病本脏寒，故以辛热之姜、附温之。又本脏虚，故以甘温之人参补之。夫厥为阴阳相格，故以辛温细利之细辛以疏通之。又恐其过泄也，故更以辛热善闭之蜀椒以封固之。用当归、桂枝者，所以养其营，调其卫也。用黄连、黄柏者，盖有二义：因脏寒而遽投以辛热，恐拒而不纳，故借以为反佐，犹白通汤之加人尿、胆汁者，一也；且少、厥二阴，本为子母，又阳根于阴，兹厥阴阳阴微，由于少阴阴虚，次黄连于乌梅而重于众品，更以黄柏副之，是滋少阴之阴，即以生厥阴之阳者，二也。渍梅以苦酒，为丸以蜜者，因蛔性畏苦辛而喜酸甜，即投其所好，此入苦辛以杀之也。又主久利者，因利起自本寒，成于化热，始即伤气，久则伤血，故辛热以治寒，苦寒以清热。蜀椒固气，而以细辛通之；当归补血，而以桂枝行之。用人参以合补气血，而总交于酸温之乌梅，所以敛止其下滑之机耳。(《汉方简义·厥阴全篇·乌梅丸》)

【阐释】乌梅丸既扶正又祛邪，既温阳又清热，是集酸收涩肠、温阳补虚、清热燥湿诸法于一方，王氏此论切中病机。

## 【原文】禹余粮丸方

禹余粮四两，附子二枚，人参三两，五味子三两，干姜三两，白茯苓三两。上六味，蜜为丸，如梧子大，每服二十九。

汗家即平素多汗之人，重发其汗，则心血大伤，故心神恍惚，且心境不宁而心乱也。汗虽心液，实主于肾。汗家重发汗，故肾亦不支，不阴疼于小便之前，而独疼于小便已，可见汗家之肾液，早习于上行，太阳之经气亦尽上泄。重发其汗，是强责其经气，且并膀胱之腑气亦升提而上矣。因小便时偶一下顺，旋即掣曳而上，所以阴疼于小便已也。当用甘寒之禹余粮四两，辛热之附子二枚，以救汗家之重汗；甘温之人参三两，以补下元藏真之阳气。共研末，以大枣十枚，蒸烂，去皮核，加蜜同捣为丸，如梧桐子大，每服三十九。空腹以淡盐汤送，其庶几矣。

方用禹余粮于水中生土者以镇之，其恍惚心乱可以宁，即小便已阴疼者从可愈矣。

服用此方之病情释已上见，合成此丸之药品，于鄙拟者亦已得其半，且分量亦得相符。唯原方用五味子以酸涩而敛之，更用干姜以辛热而留守之，白茯苓以甘平而下渗之。丸以蜜而不用枣者，亦即应无而尽无之谓也，益见仲圣用药之周密且审慎，万非后学所能议拟而得企及之者也。（《汉方简义·太阳中篇·禹余粮丸》）

【阐释】《伤寒论》太阳篇谓："汗家重发汗，必恍惚心乱，小便已阴疼，与禹余粮丸。"对于此，诸家版本皆有论无方，属于"方缺"。王氏根据陕西白云阁秘本，发现仲景十二稿中载有全方，遂为补入，并根据本证病机以阐述其方义，洵为卓识。

【原文】考我国言阴阳者，自伏羲画卦始，迨由卦成易，更昌大而明言之矣。余初亦疑天地间生人生物，既有形有质矣，奚须再言阴阳？继而思之，乃始悟其形其质，仅立其体而已，万不能可行以致其用，故更以阴阳二字，一表其为体，一表其为用者也。譬如人之有耳目、口鼻、手足，皆体也，即以一阴字表之，亦即皆可谓阴道。若耳能听，目能视，口能言，鼻能嗅，手足能动作与行走者，非其用乎？即以一阳字表之，亦即皆可谓为阳道。夫以阴阳表体用，即以阴表形而以阳表气也。有形无气，已是死物；以气用形，始能生动，此人人之所皆知者也。又譬如机械，轮轴虽具，设无阴阳摩擦以生电，或水火交蒸而化气者，与以转动，则何所用之乎？故古云一阴一阳之谓道。又云易以道阴阳，胥本于伏羲之卦而昌言之也。是则言阴阳者，资为我国肇文化之鼻祖，何后人竟以玄言与神话视之乎？

若言夫德，德本于性，在天时为春夏与长夏秋冬，在气候为温暑湿燥寒，在两间之功用，为生长化收藏，在人为仁义礼智信，在物即水火金木土也。故水性寒，以润泽为德；火性热，燠干为德；木性温，以柔散为德；土性和，以敦厚为德；金性燥，以坚敛为德。且其为性为德者，又有太少之不同，阴阳既分太少，即成四象，有四象又须借五气以

王邈达

· 153 ·

运行之，故称曰五行，非是五形也。然以可即五行以实言之，气下降而凝为水，水上升而散为气，即由气以成形者，始于水也，故曰天一生水，地六成之。气丽于形，形化为气者，火也。夫火得燃料乃生，失燃料即熄矣，更由形而化气者，火也，故曰地二生火，天七成之。木则生于水，长于土，而实成于火。木之有柔有坚者，因生于水则柔，成于火则坚，得形与气之各半者，木也，故曰天三生木，地八成之。金由水土二者，经火锻炼，先生磁石，再经久锻，始得成金，是形完而气足者，金也，故曰地四生金，天九成之。至于土，则五土四备，万物出于土，归于土，为万物之所成始，而所成终者，土也，故曰天五生土，地十成之。是则所谓阴阳五行者，天地间事事物物，与夫人生之日用饮食，缺一而不可。且自来研究学理者欲穷理尽性，以至于极精极微之处，非以阴阳五行更举天干地支等字作代名辞，即不能尽其中之所蕴。有如今之言算术者，既有以一至万之数字可用，何必更以甲乙丙丁与子丑寅卯等字而作代数乎？若言天星者，既有岁星、荧惑、镇星、太白、辰星等名，何必更称为木星、火星、土星、金星、水星乎，以是之故。(《学医十步骤·序》)

【阐释】王氏认为，学中医主要是学人体诸部、脏腑形状和位置、身体构造、奇经八脉、七窍四肢功能、经脉功能、人身虚实和气候关系、阴阳五行和人的关系、诊病规范和处方用药规矩，以及疾病的对症施药等十个部分，但最重要的，是必须先懂什么是道德，道德，可用阴阳五行概括，并以电力、动力为喻，生动形象地展示了阴阳体用的关系。

## 五、医案选按

### 1. 新感引动伏邪案

田某某，女。初诊：二月八日。自汗形寒，身热头痛，背酸不舒，大便色黑，口苦，脉象关缓、尺寸弦，舌红、苔淡黄而薄。此风邪久伏未清，更重感新邪，兼肝胃上逆之候。宜先祛新感，再平肝和胃为法：

苏子霜（包煎）12克，生桂枝4.5克，生白芍9克，法半夏9克，陈皮 2.4 克，佛手花 4.5 克，防风 3 克，赤茯神 9 克，淡附片（先煎）2.4 克，光杏仁 9 克。

二诊：二月十日。前进祛风中佐以温通，寒热已平。近又得新感，而头痛寒热复作，幸自汗已止，脉左缓右弦，舌红、苔黄腻已薄，大便硬而色黑。宜先祛风中佐以扶阳为法：

瓜蒌根 10 克，桂枝木 6 克，生杭芍 9 克，淡附片（先煎）3 克，宣木瓜 3 克，佛手花 2.4 克，青防风 3 克，茯神 9 克，炙甘草 1.8 克。

三诊：二月十二日。进瓜蒌桂枝汤加味后，狂汗已止，寒热乍轻，头痛背酸亦瘥，有时心痛，食后脘胀，脉象左缓右弦，舌红、苔淡黄。此伏邪未清，易召外风之候。宜宗前法加减之：

天花粉 9 克，川桂枝 6 克，生杭芍 9 克，淡附片 3.6 克，佛手花 4.5 克，防风 3 克，白茯神 12 克，焦白术 3 克，羌活 2.4 克，炙草 1.8 克，丝瓜络 4.5 克。

四诊：二月廿七日。进疏风宣肺之剂，得遍身汗出后，寒热已退，大便尚调，知饥纳减，脉象浮弦，舌红、苔白而糙。此新感已解，而肝阳上逆之候。宜柔肝和胃，佐以固卫为法：

黑稆豆衣 15 克，生牡蛎（先煎）24 克，淮小麦 15 克，茯神 12 克，淡附片（先煎）3 克，清炙芪皮 9 克，乌梅炭 1.8 克，川石斛（先煎）9 克，天花粉 9 克，生杭芍 9 克。

【按】患者素有肝阳上逆、肝胃不和之证，但首诊新感外邪引动久伏之风邪，故遣桂枝加附子汤以祛风扶阳，调和营卫。二诊自汗已止，但因又感外邪，故予瓜蒌桂枝汤和荣卫，养筋脉。三诊诸症轻减，此时重在清伏邪，以防再召新邪，疏风宣肺为治。四诊，一则外感既解，当治肝胃不和之宿患；二则上方疏风宣肺致汗后，外邪以除，当"贼去关门"，以防复感。

**2. 痰热互结案**

陈老太太，年逾七旬，素有气逆痰多，甚于冬令。四月间辛劳之后，身热气逆，大便五日不通，口苦纳呆，脉象左弦数，右涩滞，舌红苔黄。此痰热恋肺，肺胃失降之证。投以：

旋覆花（包煎）9克，海蛤壳（先煎）24克，白茯苓9克，瓜蒌霜15克，火麻仁12克，淡竹茹9克，橘红2.4克，苏子霜12克，天花粉9克，仙半夏9克，佛手花4.5克。

服药2剂，身热、气逆俱瘥，脉象转缓，苔黄化白，大便未畅。前方加减而愈。

【按】外感风热或素有内热，热邪炼液为痰，痰热互结，壅滞于肺，使肺失肃降，肺气上逆，故以清热化痰，降气肃肺为治。因年高而便秘日久，故又用瓜蒌霜、火麻仁润肠通便。因有身热一证，方中清热之力尚嫌不足，似可加黄芩、山栀、知母等。

### 3. 春温案

周某某，男。初诊：四月五日。春温头痛骨疼，形寒身热，汗出而热不退，已经四日，大便曾泻下一次，小溲色赤，味苦口渴，鼻塞胸闷，咯痰不畅，脉象弦大而数，右更甚，舌红、苔白滑而厚。此春温时邪客于太阴阳明之候，宜祛温清热，佐以宣肺和胃化痰为法：

清水豆卷9克，焦山栀6克，象贝母12克，光杏仁12克，全瓜蒌15克，白茯苓15克，橘红2.4克，羌独活各3克，生赤芍9克，牛蒡子12克，冬瓜仁12克。

二诊：四月六日。春温症，形寒身热，热度甚高，进祛温清热之剂，身热渐退，头痛骨疼亦瘥，惟两胁微痛，咳嗽痰较畅，大便昨下一次，稀而溏，小溲较长，脉象弦而数已瘥，舌红、苔白腻已化。此温邪去而未清也，宜前法加减之：

苏梗4.5克，象贝母12克，光杏仁12克，全瓜蒌12克，山栀炭4.5克，马勃（包）6克，白茯神15克，橘红4.5克，蒸桑叶3克，冬瓜仁12克，款冬花3克，丝瓜络6克。

三诊：四月七日。进祛温清热之剂，身热已退，头痛骨疼与两胁之痛均平，大便欲下不下，小溲尚调，口渴亦瘥，味淡知饥，惟起坐时头晕脚软，寐时汗出，脉象左已和，右稍弦，苔红、苔薄白而松、根略厚。此温邪渐清，正气稍亏之候。宜轻清调理，饮食起居当谨慎：

天花粉9克，白茯苓、茯神各15克，竹茹9克，橘皮2.4克，糯稻根 12 克，冬瓜仁 12 克，瓜蒌皮 12 克，生知母 9 克，稽豆衣 4.5 克。

四诊：四月十日。春温大热后，邪去正虚，大便已调，胃纳亦醒，惟起行时头胀脚软，口疮未平，脉象左弱、右稍弦，舌红、苔淡黄而滑。此热后正虚之候。宜补正和胃为法：

川石斛 9 克，米炒北沙参 9 克，白茯神 12 克，天花粉 9 克，冬瓜仁 12 克，生杭芍 9 克，糯稻根 15 克，橘皮 3 克，炒知母 9 克，全瓜蒌 12 克，竹茹 9 克。

【按】此属春温，其特点起病急，病情重，变化多，病程长，发病即见高热、口渴、心烦、溲赤等里热阴伤证候。因以里热炽盛、阴精亏损为基本病理特点，故治疗以清泄里热为主，并注意顾护阴液及透邪外出。

### 4. 湿温案

周某某，女。初诊：六月一日。湿温伤寒，先寒后热，腹痛便泻，小溲少而赤热，汗出而热不退者已十日，胃泛作呕，口渴味苦，脉象左弦右滞，舌红、苔淡黄。此湿温化热之候，宜开泄为法：

淡豆豉 9 克，川朴花 2.4 克，白茯苓 15 克，猪苓 12 克，泽泻 9 克，川草薢 12 克，生苡仁 12 克，豆蔻壳 4.5 克，藿香梗 4.5 克，冬瓜仁 12 克，橘皮 3 克。

二诊：六月二日。湿温证，身热十余日未退，昨进开泄法而热已减，大便之溏亦止，小溲少而热，脉象涩滞，舌红、苔黄糙。宜仍泄湿清热为法：

白茯苓 15 克，全瓜蒌 12 克，猪苓 9 克，生苡仁 12 克，川草薢 12 克，泽泻 9 克，川朴花 2.4 克，豆蔻壳 4.5 克，冬瓜仁 12 克，焦山栀 4.5 克，缩砂壳 2.4 克。

【按】湿温化热，其证最多，其变亦速。本证为湿热化燥而成热炽阳明，兼太阴脾湿未化之证，是热重于湿的代表证型，故用清泄阳明胃热，兼化太阴脾湿的治法进行调治。

### 5. 热入血室案

朱某某，女。初诊：六月一日。先寒后热，头晕骨疼，业已七日，大便昨已解，未畅，小溲短热，味淡胃泛，咳嗽，时腹痛，脉象涩滞，舌红、苔白滑。此湿邪内蕴之候，宜开泄为法：

淡豆豉9克，焦山栀6克，白茯苓15克，泽泻9克，瓜蒌皮12克，光杏仁9克，川草薢12克，冬瓜仁12克，豆蔻壳4.5克，生苡仁15克，藿香梗4.5克。

二诊：六月二日。昨日曾有谵语，进开泄后，热度已退。年已二九而经汛始通，腹痛，经色紫而少。大便未解，小溲尚热，脉象细涩，舌红、苔白滑已清，口渴味苦，胃泛亦平。宜从热入血室主治：

天花粉9克，柴胡3克，炒赤芍9克，新绛2.4克，酒黄芩2.4克，炒丹皮4.5克，焦栀子4.5克，红花炭2.4克，全瓜蒌12克，白茯苓15克，冬瓜仁12克，炒黑枳实2.4克。

三诊：六月三日。进和解法而热已退清，大便已下，其色亦黑，绝经已停，而腹胀口干，脉左涩右弦，舌红苔清。宜从热入血室后调理为法：

川石斛9克，炒赤芍6克，炒丹皮6克，泽兰2.4克，白茯苓15克，全瓜蒌12克，炒车前9克，紫丹参9克，缩砂壳3克，天花粉9克，冬瓜仁12克。

【按】湿邪内蕴化热，叶天士有分消走泄之法，使三焦湿热分消。此案经用开泄之法，湿热虽清，但又出现热入血室征象。叶天士有"如经水适来适断，邪将陷血室，少阳伤寒言之详悉……但数动与伤寒不同，仲景立小柴胡汤"之说，故以小柴胡汤提透下陷之邪，清解内陷之热，使热去而经水续来，按期而止。

### 6. 暑湿案

胡某某，女。初诊：八月二日。素系阴虚肝旺，近因暑湿内蕴，寒热交作，无汗头痛，胸闷口渴，少腹有气上冲，冲则发厥，肢颤抽搐，有时谵语，大便见红，小溲短热，脉象沉候弦数，舌红绛、苔焦黄而糙。此暑湿内蕴，夹肝阳而上升之候。宜清暑泄湿、宣窍平肝为法：

陈青蒿4.5克，醋炙鳖甲9克，石菖蒲2.4克，川草薢12克，白茯神15克，鲜芦根30克，鲜荷梗2尺，鲜佩兰4.5克，嫩钩藤12克，菊花2.4克，炒车前9克，苏合香丸（去壳研，分冲）1粒，生山栀6克，粉丹皮4.5克。

二诊：进清暑泄湿，佐以宣窍平肝之剂，抽厥已平，寒热亦瘥，惟左耳痛不可忍，大便如痢非痢，小溲短热，脉象弦数，舌红、苔灰厚而滑。宜养阴平肝中佐以清暑湿为法：

鲜佩兰3克，醋炙鳖甲9克，焦山栀6克，炒丹皮4.5克，石菖蒲2.4克，鲜荷梗2尺，白茯神12克，嫩钩藤12克，菊花2.4克，白头翁9克，陈青蒿4.5克，生打郁金9克，礞石滚痰丸12克。

【按】素体阴虚，复感暑湿，蕴阻阳明气分，热转入阴，气营同病，故见寒热头痛，胸闷口渴，厥逆谵语等证。故治当清暑泄湿，宣窍平肝，尤须刻刻顾护气津。其方妙在用青蒿，《本草新编》谓其"专解骨蒸劳热，尤能泄暑热之火，泄火热而不耗气血，用之以佐气血之药，大建奇功，可君可臣，而又可佐可使，无不宜也"。清代名医吴仪洛说它"凡苦寒药多与胃家不利，惟青蒿芬芳袭脾，不犯冲和之气"。故常与藿香、佩兰配伍，治疗暑湿。

### 参考文献

[1] 张松耕．王邈达对禹余粮丸方药的研究 [J].江西中医药，1985（3）：43.

[2] 汪明德．王邈达先生治疗咳喘经验 [J].上海中医药杂志，1986（11）：7.

[3] 汪明德．王邈达外感急症医案选评 [J].中医杂志，1989（7）：14-17.

[4] 魏雷舫，陈忠琳．王邈达翟冷仙与古本伤寒 [J].中医文献杂志，1998，16（1）：32-33.

[5] 郑黎明，袁璟．王邈达：近代儒医造福桑梓 [J].中医临床研究，2012，4（23）：107.

[6] 王邈达．汉方简义 [M].上海：上海卫生出版社，1956.

[7] 王邈达．学医十步骤 [M].上海：新书局出版社，1955.

[8] 王邈达．地理辨正揭隐 [M].上海：九州出版社，1947.

[9] 张博生．《伤寒论》方新解 [M].南京：东南大学出版社，2018.

[10] 任桂会．绍兴市志：第1册 [M].杭州：浙江人民出版社，1996.

# 学术贡献及后世影响

浙江"伤寒学派"对中医伤寒论研究的学术贡献很大，对后世影响深远。

在研究《伤寒论》六经实质方面，首先创立六经经络之说。宋代朱肱在《南阳活人书》中提出辨证伤寒病首重六经，六经即手足三阴三阳。朱氏认为治伤寒病必须先识别经络，如果不先识别经络，就如盲人摸象，不知道所犯之邪的具体部位，邪在表里经络脏腑，还是四肢百骸。朱氏认为仲景《伤寒论》六经辨证，是从《素问·热论》的理论基础建立发展起来的，并进一步提出六经为足六经，以足六经为纲辨证论治，临床问题就会迎刃而解。朱肱对此六经实质的研究，可谓是开六经经络之说的先河，为发展仲景学说作出了一定贡献。

朱肱的《活人书》刊行后，对后世伤寒研究产生了很大影响，出现了许多继承与发展《南阳活人书》学术观点的著作，或是注释，或是编为歌诀、概要，或是征引、继承，或是加以辨议。如宋代医家王作肃，在此基础上作《增释南阳活人书》，其序云"无求子朱公肱，士夫中通儒也，著《南阳活人书》，尤为精详"。元代医家尚从善，其所著的《伤寒纪玄妙用集》在朱氏启示下，提出引领六经病的十二个主方以及禁忌。其他如郭雍《伤寒补亡论》、李知先《活人书括》、钱闻礼《伤寒百问歌》、孙志宁《伤寒简要十说》、杨士瀛《伤寒类书活人总括》、汤尹才《伤寒解惑论》、程迥《活人书辨》和卢祖常《拟进活人参同余议》等，都对朱肱《活人书》进行了征引和辨析，进一步加大了朱肱《活人书》的影响。

清代著名医家徐灵胎对朱氏极为推崇，所著《医学源流论》称《活人书》为第一，能使后学者对外邪犯六经辨证之理法方药一览了然。另外朝鲜王朝末期的李济马在其所著《东医寿世保元·医源论》中也很推崇朱氏之说，认为当以张仲景、朱肱为首。从而看出朱氏对后世医家还是有很大的影响的。

其次，推重六经气化之说。自朱肱提出用经络解释六经，许多医家还是有不同看法的，因为《素问·热论》经络理论与《伤寒论》六经理论并非一致。《内经》是外邪为寒病为热，而《伤寒论》既有热证也有寒证，仅用六经经络之说是无法自圆其说的。浙江"伤寒学派"医家张志聪另辟蹊径，以气化学说来解释《伤寒论》六经。张氏在《内经》运气学说的基础上，提出《伤寒论》六经为"六经之气"，六经本于五运六气阴阳大论，人之阴阳应天地之五运六气。天之六气分为三阴三阳，与人三阴三阳六经之气相互感应，外感六淫之气与人六经之气"气类相感"发病。张氏推崇用"五运六气""本标中见"来阐释《伤寒论》六经实质。其弟子张令韶在《伤寒论直解》中进一步发挥，根据"天人相应"，六气分主六经，区分六经的性质，据此提出六经之间互为中见的特定关系，即所谓"六气本标中见"的变化规律：太阳之上，寒气治之，中见少阴；阳明之上，燥气治之，中见太阴；少阳之上，火气治之，中见厥阴；太阴之上，湿气治之，中见阳明；少阴之上，热气治之，中见太阳；厥阴之上，风气治之，中见少阳。本标不同，气应异象。六气在三阴三阳之上，故为本，而三阴三阳为标。如太阳的性质为寒，阳明的性质为燥，少阳的性质为火，太阴的性质为湿，少阴的性质为热，厥阴的性质为风。就三阴三阳之间的关系来说，阳明燥金与太阴湿土，太阳寒水与少阴君火（热），少阳相火与厥阴风木，是阴阳、表里、脏腑、寒热的关系，既相互对立，又相互转化，互为中见。这其实是来源于《素问·至真要大论》"六气本标中见"理论。在临床中，六经变化各有自身的特点，有从本、从标、从中的不同。有从本的如少阳、太阴，有从本、从标的如少阴、太阳，有不从标本，从乎中的如阳明、厥阴。一般从者，以从者化生，如从标本者，以标本为化生。例如少阴本热而标阴，太阳本寒而标阳，本标不同气，所以可以从阳化热，也可以从阴化寒，还有阳明、厥阴可以从中化生。张氏提出"六气本标中见"学说来研究《伤寒论》六经实质，对于进一步阐释《伤寒论》三阴三阳的病理机制，推断三阴三阳的病变转化，厥功至伟。后世黄元御、陈修园、唐容川，都是六经气化学说的集大成者。

值得一提的是，浙江"伤寒学派"著名学者柯琴在《伤寒来苏集》中倡导六经地面说，形成独树一帜的《伤寒论》六经实质研究的新理论。他认为伤寒六经为经界之经，而非经络之经，并用列国比喻六经，对六经地面进行精准界定。三阳地面定位在腰以上，心为三阳夹界之地，三阳主外而本在里。其中太阳地面内由心胸，外自颠顶，前至额颅，后至肩背，下及于足，内合膀胱，统领营卫，主一身之表症，如近边防御敌国；阳明地面内自心胸至胃及肠，外自头颅，由头面至腹，下及于足，犹如最近攻防抵抗敌国；少阳地面由心至咽，出口颊，上耳目，斜至巅，外自胁，内属胆，像京畿一样为枢纽。三阴地面定位为腰以下，与之对应，腹为三阴夹界之地，三阴主里而不及外。太阴地面，自腹由脾及二肠肛门；少阴地面，自腹至两肾及膀胱尿道；厥阴地面，自腹由肝上膈至心，从胁肋下及于小腹宗筋，通行三焦，主里症，比喻近京夹辅之国。应该说，柯氏提出的伤寒六经分六区地面，在人体上比六经要广得多。在柯氏六经"地面"说新理论启发下，后世"绍派伤寒"的代表人物俞根初，提出了"六经形层"的六经实质研究的新理论。他在《通俗伤寒论·伤寒要义》中认为六经经脉、皮毛、腠理、肌肉、四肢、筋膜、血脉及脏腑均应在六经形层之中。近代恽铁樵也提出"六经六界说"，认为六经即是六界，六界即为病理状态下的划分，进一步发挥柯氏"六经地面说"。现代伤寒大家黄文东、金寿山、盛国荣、吕敦厚、何云鹤、孙宝楚、刘渡舟、蒲辅周、岳美中、潘澄濂等医家都在"六经地面说"理论基础上有所发展和建树，可见柯氏"六经地面说"对后世影响深远。

此外，宋代朱肱在倡导六经经络说之外，还十分重视阴阳表里寒热虚实"八纲辨证"。他在《南阳活人书》中提出治伤寒须辨表里，如果表里不分就会导致误汗误下，从而导致坏病。同时他还提出治伤寒须识阴阳二证。在手背为阳、表及腑；在手掌里为阴、里及脏。阴证包括太阴、少阴、厥阴，阳证包括太阳、阳明、少阳。明代钱塘人吴绶也用"八纲辨证"来解析六经辨证。吴氏在《伤寒蕴要全书》卷二专门论述六经"八纲辨证"说，认为仲景伤寒六经三百九十七法，可归纳为表里、虚实、阴阳、寒热"八纲"，细分可为表实证、表虚证、里实证、里虚证、表里俱实证、表里俱虚证、表寒里热证、表热里寒证、阴证、阳证等十大临床症状，并提出其相应的理法方药。用"八纲"统领六经，具有化繁为简的作用，对后世影响很大，也为现代《伤寒论》教材所采用。

在《伤寒论》条目编次研究方面，张仲景《伤寒论》自王叔和撰次，林亿等校订，成无己作注解以来，历代医家对其条目的编次褒贬不一。浙江"伤寒学派"中的张遂辰，在明末清初时首倡"维护旧论"，提出《伤寒论》研究校注应维护《伤寒论》原有编次，对"错简重订说"观点进行严厉抨击。他认为王叔和的编次只在卷数上与仲景原书不同，内容无甚出入，成无己的注释尤称详洽，故成为尊王（叔和）赞成（无己）之最力者。其学生张志聪也继承了他在编次上"维护旧论"的观点，力主维护《伤寒论》原有编次。他在《侣山堂类辩·伤寒论编次论》中指出，林亿等校订《伤寒论》所计之法并不包括辨脉法、平脉法、伤寒例等篇在内，而方有执、喻嘉言等人以己意删改重编，至舒驰远、柯韵伯等人注《伤寒论》时则完全删去，这种编排方法是很不严肃的。根据目前的研究结果，辨脉法、平脉法确是《伤寒论》原书的两个组成部分，不能删去，应该保留下来进一步研究。在《伤寒论》的编次整理方法上，浙江"伤寒学派"还提出以方类证，即在每类方剂之中，先定主方，再将论中有关主方的证治条文列于其下，后附同类方或加减方，并逐条注释阐明。其中尤以柯琴为代表，他按六经病顺序排列，然后逐一方解各经病方。如吴茱萸汤原文，分列在阳明病篇、少阴病篇、厥阴病三个篇章，柯氏将这三条集中汇列于吴茱萸汤证条下，并加以辨证分析，这是对《伤寒论》条目编次的一大改进，作为一种研究方法有一定启迪作用。日本吉益东洞将仲景方以类聚之，著成《类聚方》。"类

学术贡献及后世影响

聚方"之名与柯琴原文自序中"证因类聚，方随附之"的经方理论如出一辙。民国左季云对伤寒方证派做了很好的概括："伤寒类方派者，谓不类经而类方，见证施治，不拘于传经之说。此派首创北宋朱肱，改进者柯韵伯，继述者徐洄溪。"此外，浙江"伤寒学派"部分医家还对《伤寒论》原文进行重新编次，如沈又彭认为《伤寒论》六经病篇颠倒颇甚，不能有效体现辨证心法，为此必须重新编次。他采用相类编次法，即按六经性质重排，适当移动条文，是对六经辨证的完善。而吕震名的《伤寒寻源》编次，则注重原文注疏编次与以类相聚结合之法，进行研究伤寒定义、六经实质、症状性质、方剂运用等，方法新颖，给后人有益的启发。

在六经传变研究方面，历代不乏有医家依据伤寒"一日太阳、二日阳明、三日少阳、四日太阴、五日少阴、六日厥阴"的传经理论，形成"日传一经"的死框框。浙江"伤寒学派"医家没有机械照搬"日传一经"之说，如陶节庵反对"日传一经"之说，他从临床实际出发，探讨六经病证的传变方式，认为临床病证传变复杂，并非日传一经，应该根据临床症状、脉象来辨证论治。张志聪在《伤寒论集注·凡例》中也提出患伤寒者"从阳而阴，由三而一"的六经传经规律。此外，朱肱从经络立论，又从传变次第角度出发，以阴阳为总纲，根据五行生克观念，对伤寒六经的传变方式进行阐释，提出"伤寒传足不传手"之说。从而引起后世医家争论不休，赞同者有明代医家刘草窗等。但也有许多医家提出反驳，如明代医家陶华据理力争，认为"伤寒传足，不传手经者，俗医之谬论也"。应该说，伤寒六经传变是指外感病在太阳、阳明、少阳、太阴、少阴、厥阴六条经脉之间的传变规律，因此，伤寒传足经并传手经，目前已达成共识，如现代伤寒大家刘渡舟曾在《伤寒论讲稿》中明确指出"六经反映了手足经脉与相应脏腑的病变，是脏腑经络的概括。例如太阳病实际上是手足太阳经和膀胱、小肠的病变"，反对所谓的"传足不传手"之论。

在《伤寒论》条文注释研究方面，自金代成无己首注《伤寒论》条文以来，浙江"伤寒学派"也做了大量的工作。如张志聪在《伤寒论宗印》《伤寒论集注》中就采用"以经解经"的方法来注释《伤寒论》条文。张令韶在《伤寒论直解》中也用了同样的研究方法。再如沈又彭注释《伤寒论》条文时，采用按主证、证候类别和腹诊进行注释，中肯贴切，能体现《伤寒论》的辨证施治，有效指导于临床。此外，浙江"伤寒学派"医家对《伤寒论》的注解在许多方面颇有独特见解，为现在教材所采纳。更需要指出的是，当代中医大家潘澄濂所著《伤寒论新解》《伤寒论通俗讲话》等，在注解《伤寒论》时，中西并用，尊古创新，从各个角度探讨其内容实质，阐明机理，从而将《伤寒论》的研究提升到新的高度。

在方药运用研究方面，《伤寒论》方药素有"经方"之美誉，后人对其研究亦长盛不衰。浙江"伤寒学派"的代表人物朱肱首创以方类证，朱氏依其法严格明确了仲景原方的适应证和注意事项，扩大了经方的使用范围。陶华除善用经方和药对之外，还师仲景之法，别立三十七个方剂，至今仍广泛运用于临床。虽然后世医家如王肯堂认为陶华《伤寒六书》"命名鄙理，辞句重复，辨证不明，方药杂乱"，汪廷珍也说："盖自叔和而下，大约皆以伤寒之法，疗六气之疴，御风以缔，指鹿为马，迨试而辄困，亦知其术之疏也。因而沿习故方，略变药味，冲和、解肌诸汤，纷然著录。至陶氏之书出，遂居然以杜撰之伤寒，治天下之六气，不独仲景之书所未言者，不能发明，并仲景已定之书，尽遭窜易。世俗乐其浅近，相与宗之，而生民之祸亟矣。"但对陶氏所创的羌活冲和汤等大为称赞。更值得一提的是，近代范文甫平素悉用长沙方，治验颇多，时人目以经方家，其尝言："用经方不能死守经方不化，余则师古而不泥古也，通过加减化裁，但不失古方绳墨，则多收事半功倍之效。"

在证治范围研究方面，《伤寒论》有广义伤寒与狭义伤寒之分，更是有伤寒与杂病的合论。浙江"伤寒学派"医家都提出《伤寒论》中的六经辨证不仅适用于伤寒，也适用于临床百病。如朱肱的《南阳活人书》援引广义伤寒概念，在书中也论述了一些属于后世温病范畴的病证。陶节庵提出治伤寒宜发汗，但治温暑不宜发汗，是为叶天士、吴鞠通等创立温病学派的先导。张志聪在《伤寒论集注》指出六经辨证论治实用于内、外、妇、儿科。尤为可贵的是，清代柯琴认为"原夫仲景之六经，为百病立法，不专为伤寒一科，伤寒杂病治无二理，咸归六经之节制，六经各有伤寒，非伤寒中独有六经也。治伤寒者，但拘伤寒，不究其中有杂病之理；治杂病者，以《伤寒论》为无关于杂病而置之不问，将参赞化育之书，悉归狐疑之域，愚甚为斯道忧之"，说明浙江"伤寒学派"对于伤寒理论的研究视野是开阔的，研究成果斐然的。

## 参考文献

[1] 刘琴，等.喻昌"三纲鼎立"学说理论浅探.湖南中医杂志，2018，34（4）：2.

[2] 竹剑平，张承烈，胡滨，等."钱塘医派"对《伤寒论》研究的贡献 [J].浙江中医学院学报，2004，28（4）：3-5.

[3] 俞根初.通俗伤寒论 [M].陈博，竹剑平校注.北京：中国中医药出版社，2022.

[4] 李旭.朱肱对《伤寒论》学术思想之继承与发展 [D].北京中医药大学，2011.

[5] 张承烈.钱塘医派 [M].上海：上海科学技术出版社，2006.

[6] 竹剑平，张承烈，胡滨，等."钱塘医派"对《伤寒论》研究的贡献 [J].浙江中医学院学报，2004，28（4）：3-5.

[7] 李明轩.柯琴及其学术思想研究 [D].山东中医药大学，2016.

[8] 陈永灿，马凤岐，白钰.守正出新的浙江伤寒学派 [J].浙江中医杂志，2018，53（5）：313-315.

[9] 沈敏南.吕震名与《伤寒寻源》[J].四川中医，1985（8）：11-12.

[10] 贺学林，李剑平.清代医家柯琴学术思想揽要 [J].中医药学刊，2001（1）：18-20.

[11] 竹剑平，楼季华.试论柯琴"伤寒合并病"学术思想 [J].中医药学报，1986（3）：14-15.

# 附：历代浙籍（含寓居）医家研究《伤寒论》著作一览表

| 书名 | 卷数 | 作者 | 籍贯 | 年代 | 存世 |
|---|---|---|---|---|---|
| 《南阳活人书》 | 二十二卷 | 朱肱 | 吴兴 | 宋 | 存 |
| 《伤寒救俗方》 | 一卷 | 罗适 | 宁海 | 宋 | 佚 |
| 《增释南阳活人书》 | 二十二卷 | 王作肃 | 鄞县 | 宋 | 存 |
| 《伤寒辨疑》 | 不详 | 何滋 | 寓居临安 | 南宋 | 佚 |
| 《敖氏伤寒金镜录》 | 不分卷 | 敖继翁 | 寓居吴兴 | 元 | 存 |
| 《读伤寒论抄》 | 不详 | 滑寿 | 寓居余姚 | 元 | 佚 |
| 《长沙伤寒十释》 | 不详 | 吕复 | 鄞县 | 元 | 佚 |
| 《伤寒活人指掌图》 | 五卷 | 吴恕 | 钱塘 | 元 | 存 |
| 《伤寒类证》 | 不详 | 赵道震 | 金华 | 明 | 佚 |
| 《注解伤寒论》 | 四卷 | 方喆 | 新登 | 明 | 佚 |
| 《伤寒指掌》 | 十四卷 | 皇甫中 | 仁和 | 明 | 佚 |
| 《伤寒钤颔》 | 不详 | 陈定 | 青田 | 明 | 佚 |
| 《伤寒烛途》 | 不详 | 秦东旸 | 慈溪 | 明 | 佚 |
| 《诸注伤寒论》 | 不详 | 诸余龄 | 仁和 | 明 | 佚 |
| 《伤寒蕴要全书》（又称《伤寒蕴奥》《伤寒蕴要图说》） | 四卷 | 吴绶 | 钱塘 | 明 | 存 |
| 《伤寒大旨》 | 不详 | 潘楫 | 仁和 | 明 | 佚 |
| 《伤寒解惑》 | 不详 | 许兆祯 | 吴兴 | 明 | 佚 |

| 书名 | 卷数 | 作者 | 籍贯 | 年代 | 存世 |
|---|---|---|---|---|---|
| 《伤寒秘用》（一作《伤寒秘问》） | 不详 | 彭浩 | 仁和 | 明 | 佚 |
| 《伤寒类编》 | 七卷 | 胡朝臣 | 会稽 | 明 | 存 |
| 《伤寒家秘心法》 | 不详 | 姚能 | 海盐 | 明 | 佚 |
| 《治伤寒》 | 不详 | 孟凤来 | 会稽 | 明 | 佚 |
| 《伤寒论注》 | 十四卷 | 史暗然 | 绍兴 | 明 | 佚 |
| 《伤寒六书》《伤寒琐言》《伤寒家秘的本》《伤寒杀车槌法》《伤寒一提金》《伤寒证脉药截江网》《伤寒明理续论》） | 六卷 | 陶华 | 余杭 | 明 | 存 |
| 《伤寒十书》 | 五卷 | 陶华 | 余杭 | 明 | 残 |
| 《伤寒全生集》 | 四卷 | 陶华（托名） | 余杭 | 明 | 存 |
| 《伤寒遥问》 | 十五卷 | 徐行 | 归安 | 明末清初 | 佚 |
| 《伤寒论遥问》 | 三卷 | 徐行 | 归安 | 明末清初 | 佚 |
| 《伤寒续方遥问》 | 一卷 | 徐行 | 归安 | 明末清初 | 佚 |
| 《伤寒五法》 | 不详 | 石楷 | 海盐 | 明末清初 | 佚 |
| 《伤寒寻源》 | 三集 | 吕震名 | 钱塘 | 明末清初 | 存 |
| 《伤寒捷书》 | 二卷 | 陆圻 | 仁和 | 明末清初 | 佚 |
| 《伤寒折衷》 | 二十卷 | 林澜 | 钱塘 | 明末清初 | 存 |
| 《仲景伤寒论疏钞金锌》（又称《伤寒金锌疏钞》） | 十五卷 | 卢之颐 | 钱塘 | 明末清初 | 存 |
| 《张卿子伤寒论》 | 七卷 | 张遂辰 | 钱塘 | 明末清初 | 存 |
| 《伤寒论宗印》 | 八卷 | 张志聪 | 钱塘 | 清 | 存 |
| 《伤寒论集注》 | 六卷 | 张志聪 | 钱塘 | 清 | 存 |
| 《伤寒论直解》 | 六卷 | 张锡驹 | 仁和 | 清 | 存 |
| 《伤寒汇言》 | 不详 | 倪洙龙 | 仁和 | 清 | 佚 |

| 书名 | 卷数 | 作者 | 籍贯 | 年代 | 存世 |
|---|---|---|---|---|---|
| 《伤寒析义》 | 不详 | 朱洵 | 盐官 | 清 | 佚 |
| 《伤寒来苏集》(《伤寒论注》《伤寒论翼》《伤寒附翼》) | 八卷 | 柯琴 | 慈溪 | 清 | 存 |
| 《伤寒晰疑》 | 四卷 | 柯琴原撰，钱谅注 | 慈溪 | 清 | 存 |
| 《伤寒六经论》 | 二卷 | 岳昌源 | 嘉兴 | 清 | 佚 |
| 《伤寒合璧》 | 二卷 | 姚鉴 | 秀水 | 清 | 佚 |
| 《伤寒易知录》 | 不详 | 俞士熙 | 宣平 | 清 | 佚 |
| 《伤寒辨证》 | 四卷 | 金起诏 | 天台 | 清 | 佚 |
| 《伤寒尚论辨似》 | 四卷 | 高学山 | 会稽 | 清 | 存 |
| 《伤寒合璧》 | 不详 | 钱士清 | 侨居嘉善 | 清 | 佚 |
| 《伤寒一百十三方发明》 | 一卷 | 徐彬 | 秀水 | 清 | 存 |
| 《伤寒图论》 | 一卷 | 徐彬 | 秀水 | 清 | 存 |
| 《伤寒抉疑》 | 一卷 | 徐彬 | 秀水 | 清 | 存 |
| 《伤寒辨证诀微》 | 四卷 | 郑家学 | 仁和 | 清 | 佚 |
| 《伤寒论注释》 | 不详 | 韩煐 | 嘉善 | 清 | 佚 |
| 《伤寒第一书》 | 四卷 | 胡宪丰 车宗辂 | 山阴 会稽 | 清 | 存 |
| 《伤寒辨摘要》 | 二卷 | 陈良佐 | 山阴 | 清 | 存 |
| 《通俗伤寒论》 | 十二卷 | 俞根初 | 会稽 | 清 | 存 |
| 《伤寒心印》 | 一卷 | 顾行 | 钱塘 | 清 | 佚 |
| 《伤寒六经辨证治法》 | 八卷 | 沈明宗 | 檇李 | 清 | 存 |
| 《批正伤寒论》 | 不详 | 费涵 | 归安 | 清 | 佚 |
| 《伤寒辨误》 | 不详 | 徐大振 | 兰溪 | 清 | 佚 |
| 《伤寒正宗》 | 不详 | 吴嗣昌 | 仁和 | 清 | 佚 |
| 《伤寒论读》 | 不分卷 | 沈又彭 | 嘉善 | 清 | 存 |

附：历代浙籍（含寓居）医家研究《伤寒论》著作一览表

| 书名 | 卷数 | 作者 | 籍贯 | 年代 | 存世 |
|---|---|---|---|---|---|
| 《伤寒余义》 | 不详 | 赖积忠 | 象山 | 清 | 佚 |
| 《伤寒余语》 | 不详 | 朱檠 | 海宁 | 清 | 佚 |
| 《伤寒论注》 | 一卷 | 何百钧 | 山阴 | 清 | 佚 |
| 《伤寒论全书本义》 | 不详 | 许宋珏 | 鄞县 | 清 | 佚 |
| 《伤寒集成》 | 不详 | 劳梦鲤 | 余姚 | 清 | 佚 |
| 《伤寒经解》 | 十卷 | 屠人杰 | 嘉善 | 清 | 存 |
| 《伤寒分汇》 | 十二卷 | 徐养士 | 西安 | 清 | 佚 |
| 《伤寒论质疑》 | 不详 | 张锡 | 嘉兴 | 清 | 佚 |
| 《伤寒心得》 | 不详 | 邵浚 | 南浔 | 清 | 佚 |
| 《仲景伤寒论注》 | 不详 | 蒋念恃 | 海宁 | 清 | 佚 |
| 《伤寒汲古一得》 | 不详 | 林志逊 | 鄞县 | 清 | 佚 |
| 《仲景伤寒补遗》 | 不详 | 方圣德 | 温岭 | 清 | 佚 |
| 《伤寒数编辑注》 | 不详 | 叶葩 | 山阴 | 清 | 佚 |
| 《伤寒指掌》 | 四卷 | 吴贞 | 归安 | 清 | 存 |
| 《伤寒指掌评注》 | 四卷 | 邵芝生 | 南浔 | 清 | 存 |
| 《伤寒集成》 | 不详 | 诸清沄 | 余姚 | 清 | 佚 |
| 《伤寒辨论》 | 不详 | 陈于公 | 庆元 | 清 | 佚 |
| 《伤寒论全书本义》 | 十三卷 | 许宋珏 | 鄞县 | 清 | 佚 |
| 《缘督子伤寒论述注》 | 不详 | 唐黼墀 | 瑞安 | 清 | 佚 |
| 《伤寒析疑》 | 不详 | 丁元启 | 嘉善 | 清 | 佚 |
| 《伤寒集注》 | 不详 | 朱雍模 | 海宁 | 清 | 佚 |
| 《伤寒明理论》 | 不详 | 闵光瑜 | 乌程 | 清 | 佚 |
| 《伤寒法祖》 | 二卷 | 任越安 | 山阴 | 清 | 存 |
| 《仲景伤寒论疏》 | 四卷 | 韩鹏 | 萧山 | 清 | 佚 |
| 《陶氏全生集评》 | 不详 | 刘大化 | 山阴 | 清 | 佚 |

| 书名 | 卷数 | 作者 | 籍贯 | 年代 | 存世 |
|---|---|---|---|---|---|
| 《伤寒论读》 | 若干卷 | 应诗沿 | 鄞县 | 清 | 佚 |
| 《经方例释》 | 三卷 | 莫文泉 | 归安 | 清 | 存 |
| 《伤寒论讲义》 | 不分卷 | 徐定超 | 永嘉 | 清 | 存 |
| 《伤寒论蜕》 | 一集 | 陈无咎 | 义乌 | 民国 | 存 |
| 《增订通俗伤寒论》 | 十二卷 | 何炳元 | 绍兴 | 民国 | 存 |
| 《伤寒卒病论简注》 | 六卷 | 宋鞠舫 | 吴兴 | 民国 | 存 |
| 《伤寒十八方》 | 不详 | 胡宝书 | 绍兴 | 民国 | 佚 |
| 《伤寒质难》 | 六卷 | 祝味菊 | 绍兴 | 民国 | 存 |
| 《伤寒杂病论》桂林古本 | 十六卷 | 罗哲初藏 | 居宁波 | 民国 | 存 |
| 《伤寒论浅注》 | 不分卷 | 史沛棠 | 德清 | 民国 | 佚 |
| 《汉方简义》 | 不分卷 | 王邈达 | 嵊县 | 当代 | 存 |
| 《伤寒论新解》 | 不分卷 | 潘澄濂 | 温州 | 当代 | 存 |
| 《重订通俗伤寒论》 | 十二卷 | 徐荣斋 | 绍兴 | 当代 | 存 |
| 《伤寒汲古》 | 三卷 | 周岐隐 | 鄞县 | 当代 | 存 |
| 《古本伤寒六经分证表》 | 不分卷 | 周岐隐 | 鄞县 | 当代 | 存 |

附：历代浙籍（含寓居）医家研究《伤寒论》著作一览表

# 《浙派中医丛书》总书目

## 原著系列

| | |
|---|---|
| 格致余论 | 规定药品考正·经验随录方 |
| 局方发挥 | 增订伪药条辨 |
| 本草衍义补遗 | 三因极一病证方论 |
| 丹溪先生金匮钩玄 | 察病指南 |
| 推求师意 | 读素问钞 |
| 金匮方论衍义 | 诊家枢要 |
| 温热经纬 | 本草纲目拾遗 |
| 随息居重订霍乱论 | 针灸资生经 |
| 王氏医案·王氏医案续编·王氏医案三编 | 针灸聚英 |
| 随息居饮食谱 | 针灸大成 |
| 时病论 | 灸法秘传 |
| 医家四要 | 宁坤秘笈 |
| 伤寒来苏全集 | 宋氏女科撮要 |
| 侣山堂类辩 | 产后编 |
| 伤寒论集注 | 树蕙编 |
| 本草乘雅半偈 | 医级 |
| 本草崇原 | 医林新论·恭寿堂诊集 |
| 医学真传 | 医林口谱六治秘书 |
| 医无闾子医贯 | 医灯续焰 |
| 邯郸遗稿 | 医学纲目 |
| 通俗伤寒论 | |

## 专题系列

| | |
|---|---|
| 丹溪学派 | 针灸学派 |
| 温病学派 | 乌镇医派 |
| 钱塘医派 | 宁波宋氏妇科 |
| 温补学派 | 姚梦兰中医内科 |
| 绍派伤寒 | 曲溪湾潘氏中医外科 |
| 永嘉医派 | 乐清瞿氏中医眼科 |
| 医经学派 | 富阳张氏骨科 |
| 本草学派 | 浙江何氏妇科 |
| 伤寒学派 | |

## 品牌系列

| | |
|---|---|
| 杨继洲针灸 | 王孟英 |
| 胡庆余堂 | 楼英中医药文化 |
| 方回春堂 | 朱丹溪中医药文化 |
| 浙八味 | 桐君传统中药文化 |